社区老年人常见病健康指导

主　编　白慧婧　赵　芳　沈　雷
副主编　李　辉　周麟妍　陈文婷
　　　　陆　真　贾小敏　周　善

U0279119

上海科学技术出版社

内 容 提 要

随着我国老年人口持续增加,人口老龄化程度不断加深,给公共服务供给、社会保障制度可持续发展带来挑战,应对任务很重。在目前的国情下,关照关心老年人尤为重要。

本书从人体各系统常见症状的监测防治,老年人常见病、多发病的用药指导及常见问题解析,老年人中医指导、康复指导等多个方面,对社区老年人常见健康问题进行介绍,不仅从各系统常见症状及处理方面进行了宏观的认识和指导,而且对一些常见病的常用治疗方法,从西医和中医不同角度进行指导。此外,本书对于老年人在疾病治疗中常常担忧的问题、存在的心理问题以及关注的营养问题,也进行了详细解答,解除困惑,引导老年人树立正确的就医观和战胜疾病的健康心理。

本书内容丰富翔实、贴近实际,基本上涵盖和解答了老年人在社区就诊时提出的问题和疑虑,从不同系统、不同角度对社区老年常见病患者进行全方位的健康指导。本书可供社区老年常见病患者及其家属参考阅读。

图书在版编目(CIP)数据

社区老年人常见病健康指导 / 白慧婧,赵芳,沈雷主编. -- 上海 : 上海科学技术出版社, 2023.11
　　ISBN 978-7-5478-6354-1

　　Ⅰ. ①社… Ⅱ. ①白… ②赵… ③沈… Ⅲ. ①老年病－常见病－防治 Ⅳ. ①R592

中国国家版本馆CIP数据核字(2023)第195647号

社区老年人常见病健康指导
　主　编　白慧婧　赵　芳　沈　雷

上海世纪出版(集团)有限公司
上海科学技术出版社　出版、发行
(上海市闵行区号景路159弄A座9F-10F)
邮政编码 201101　　www.sstp.cn
上海普顺印刷包装有限公司印刷
开本 889×1194　1/32　印张 6
字数 120 千字
2023 年 11 月第 1 版　2023 年 11 月第 1 次印刷
ISBN 978-7-5478-6354-1/R·2857
定价:58.00 元

编委会

主　编
白慧婧　（复旦大学附属华东医院）
赵　芳　（上海市徐汇区漕河泾街道社区卫生服务中心）
沈　雷　（上海市徐汇区漕河泾街道社区卫生服务中心）

副主编
李　辉　（上海市徐汇区漕河泾街道社区卫生服务中心）
周麟妍　（上海市徐汇区漕河泾街道社区卫生服务中心）
陈文婷　（上海市徐汇区漕河泾街道社区卫生服务中心）
陆　真　（上海市徐汇区漕河泾街道社区卫生服务中心）
贾小敏　（上海市徐汇区漕河泾街道社区卫生服务中心）
周　善　（上海市徐汇区漕河泾街道社区卫生服务中心）

编　委（以姓氏笔画为序）
吕倩丽　（上海市徐汇区漕河泾街道社区卫生服务中心）
江　瑞　（上海市徐汇区漕河泾街道社区卫生服务中心）

余泓侃 （上海市徐汇区漕河泾街道社区卫生服务中心）

汪正园 （上海市疾病预防控制中心）

郑　丽 （上海市徐汇区漕河泾街道社区卫生服务中心）

赵　婧 （山西农业大学）

赵桅夏 （正大天晴药业集团股份有限公司）

胡　明 （复旦大学附属华东医院）

郭　琦 （上海市徐汇区漕河泾街道社区卫生服务中心）

陶逸飞 （上海市徐汇区漕河泾街道社区卫生服务中心）

谭　莉 （上海市徐汇区漕河泾街道社区卫生服务中心）

自 序

国家卫生健康委员会于 2022 年 9 月公布,截至 2021 年底,我国 60 岁及以上老年人口达 2.67 亿,占总人口的 18.9%。到 2035 年左右,60 岁及以上老年人口将突破 4 亿,在总人口中的占比将超过 30%,进入重度老龄化阶段,届时超三成人口为老年人。随着老年人口持续增加,人口老龄化程度不断加深,给公共服务供给、社会保障制度可持续发展带来挑战,应对任务很重。在目前的国情下,关照、关心老年人尤为重要。目前,我国有很大一部分老年人是在社区居家养老,对社区老年人进行健康指导具有重要意义。本书主要针对的读者对象即是社区老年人。

本书主要从以下五个方面对老年人进行健康指导,包括"人体各系统常见症状的监测防治""常见病、多发病的用药指导及常见问题解析""中医指导""康复指导""营养健康膳食指导"及"精神神经疾病的防治指导"。内容丰富翔实,基本上涵盖和解答了老年人在社区就诊时提出的问题和疑虑。

本书同时涵盖了目前最新理论和热点,所有章节内容根据医疗各专业领域最新诊疗指南、权威用书及针对某些疾病研究文献中的观点和内容进行书写。并且,本书从全科医生角度出发,从不同系统、不同角度进行全方位、专业的健康指导,操作性强。如膳食指导参考了《中国居民膳食指南(2022)》,还包括目前较新的认识,如肌肉减少症也是一种疾病等观点和内容。同时,还对社区老年人目前存在的精神神经疾病提出了专业的对策。对社区老年居民的健康指导和社区工作人员的实践工作都有一定的帮助。

复旦大学附属华东医院营养科白慧婧老师,以及上海市徐汇区漕河泾社区卫生服务中心的医务工作者,为本书的编写和出版做了大量工作,本书也得到了安琪纽特营养基金的支持。在大家的共同努力下,本书得以顺利出版。在此,向所有为本书编写和出版提供了帮助的个人和机构表示衷心的感谢。希望此书可以给社区的老年朋友带来正确、专业和科学的健康指导,助力健康社区,也助力应对人口老龄化所带来的各种健康问题。

由于编者能力有限,希望广大读者朋友对书中存在的疏漏、错误或不妥之处给予批评指正,便于今后修订完善。

沈 雷

2023 年 5 月

前　言

社区卫生服务是在政府领导、社区参与、上级卫生机构指导下的卫生服务体系，其以基层卫生机构为主体、全科医师为骨干，合理使用社区资源和适宜技术，以人的健康为中心、家庭为单位、社区为范围、需求为导向，以妇女、儿童、老年人、慢性病患者、残疾人等为重点，以解决社区主要卫生问题、满足人民群众基本医疗卫生服务需求为出发点，是实现人人享有基本医疗卫生服务、提高人民群众健康水平的保障。

一、社区卫生服务范畴

社区卫生服务坚持防治结合，承担常见病、多发病、慢性病等的基本医疗服务和基本公共卫生服务。通过开展健康促进活动，可以逐步控制慢性病的发病率、降低病死率，在社区医疗服务中可以解决大量的常见病、多发病，实行双向转诊，方便居民就医，减轻社会经济负担。

社区卫生服务是融合了预防、医疗、保健、康复、健康教育和计划生育技术指导六位一体的综合性卫生服务。具体服务内容如下。

1. 预防服务　包括传染病、非传染病和突发事件的预防。

2. 医疗服务　在基层医疗机构开展门诊和住院服务,实施首诊负责制,进行多发病、常见病的诊断,治疗和护理等综合性医疗服务,完成疑难病症、急诊的转诊及会诊,上级医院诊断明确或恢复期患者回到社区后的继续治疗,并根据社区居民的需求,开展家庭治疗、临终关怀等医疗服务。

3. 保健服务　对社区居民进行保健管理,并定期进行健康保健随访管理。包括对妇女、儿童、老年人的常见健康问题和疾病的筛查,了解健康状态,发现问题,指导预防,指导自救等。

4. 康复服务　对社区慢性病患者进行医院、社区和家庭康复工作。

5. 健康教育服务　实施传染病、非传染病和突发事件预防的重要手段,针对主要健康问题和特定健康问题进行健康教育,纠正不利于健康的行为。

6. 计划生育技术指导　对社区育龄人群的计划生育和优生优育进行指导。

基层医疗卫生机构为居民提供免费、自愿的基本公共卫生服务,为规范公共卫生服务项目管理,国家卫生和计划生育委员会于 2017 年修订并公布了《国家基本公共卫生服务规范(第三版)》。《国家基本公共卫生服务规范(第三版)》包括 12 项内容:居民健康档案管理、健康教育、预防接种、0~6 岁儿童健康管理、孕产妇健康管理、老年人健康管理、慢性病患者健康管理(包括高血压患者健康管理和 2 型糖尿病患者健康管理)、严重精神障碍患者管理、肺结核患者健康管理、中医药健康管理、传染病及突发公共卫生事件报告和处理、卫生计生监督协管。在各服务规范中,分别对国家基本公共卫生服务项目的服务对象、内容、流程、要求、工作指标及服务记录表等作出了规定。同时,2023 年上海市政府办公厅印发了《关于提升本市社区卫生服务能力的实施方案》,重点强化社区卫生的基本医疗服务功能、公共卫生网底功能、以人为中心的健康管理服务功能和重点人群的康复护理服务功能。社区卫生服务中心要坚持以全科服务为导向,进一步提升社区常见病、多发病的诊疗、鉴别诊断和分诊、转诊服务能力,鼓励有条件的社区卫生服务中心开展适宜外科手术,同时放宽社区卫生服务中心基本药物用药比例的限制,促进社区用药目录与二级、三级医院目录逐步衔接,方便居民在家门口配药。

二、社区卫生服务项目简介

1. 营养干预　随着我国老龄化进程的加快,老龄人口的养老问题日渐凸显。根据第七次全国人口普查数据,2020 年我国 60 岁及以上人口为 2.64 亿人,占比 18.7%,其中,65 岁及以上人口为 1.91 亿人,占比 13.5%。2010 年至 2020 年,我国 60 岁及以上人口比重上升了 5.44 个百分点,65 岁及以上人口比重上升了 4.63 个百分点。预计到 2035 年左右,我国 60 岁及以上老年人口将突破 4 亿人,占比将超过 30%,人口老龄化速度明显加快。在老龄化日益严重的今天,社区养老有其优势,社区卫生服务在社区营养管理中也发挥了重要作用。首先,营养科普提高了社区居民对营养与健康的认识。通过加强社区营养知识普及,用营养进行早期干预,用科学合理的膳食来纠正人们错误的饮食习惯,让居民树立"管住嘴,迈开腿"的健康理念,预防疾病,从健康饮食开始。其次，针对老年人进行及早的营养风险筛查与评估，有重要的作用。通过营养风险筛查，可以预测营养风险的大小，并进行提前干预，从而预防营养不良的发生。再次，对有营养风险的老年人及时进行干预，营养师进行定期随访，对营养指标进行定期监测，在"三高症""肌肉减少症"等慢性病的防治方面发挥了重要的作用。

2. 中医药服务 中医药适宜技术在防治社区居民常见病、多发病方面具有"简、便、验、廉、效"的优势，不仅安全系数高，临床疗效确切，而且操作简单，易学易用，在对社区慢性病防治、降低社区居民医疗费用及减轻社区居民就医负担等方面，具有很高的卫生经济效价比，符合国家有关中医药适宜技术推广与应用的系列政策。"小病在社区，大病进医院，康复回社区"，这是我国医改的一条"路线图"，目前上海各社区卫生服务机构比较重视开展中医适宜技术，共计能开展 10 类中医药技术方法，例如针刺、灸法、推拿、刮痧、拔罐、敷熨熏浴、中医微创、骨伤类、肛肠类、气功类。社区医院中医诊室配备针灸、火罐、刮痧板等基本器具，配备其他中医诊疗，如中医外治、推拿、牵引、中医光疗、中医电疗、中医超声治疗、中医磁疗、中医热疗等设备。发挥中医药适宜技术在社区卫生服务机构和中医药在慢病防治方面的优势，有利于缓解患者"看病贵、看病难"的问题。社区针对 65 岁以上老年人、社区常见高血压或糖尿病患者、孕产妇、儿童提供中医药服务包，这能更加完善中医药服务体系，让中医药"简、便、验、廉、效"的特色优势走进更多家庭，为社区居民提供全生命周期的中医药服务。通过中医体质辨别、中医健康保健指导、中医辨证诊治等方法，为有需求的居民提供中医药服务。

3. 康复服务　随着老龄化和老年康复需求的日益增长，为夯实社区健康服务体系能级，全面提升社区康复服务能力，更好满足居民"家门口"获得多种形式康复服务的需求，社区卫生服务逐步提升康复服务能力，开展物理因子治疗（高频治疗、中频治疗、低频治疗、红外线、激光疗法、超声波疗法、压力波疗法、磁疗、放射状体外冲击波治疗、牵引等）、运动治疗（运动疗法、关节松动术训练、等速肌力训练、平衡功能训练、偏瘫肢体综合训练、截瘫肢体综合训练等）、作业治疗（手功能训练、职业功能训练、作业疗法等）、言语治疗（言语训练、构音障碍功能训练、认知知觉功能障碍训练等）、体外反搏、盆底生物反馈、盆底磁疗等治疗项目，对常见老年多发慢性退行性肌骨病变、骨折、关节置换术后、撞击综合征、筋膜炎、神经系统（如脑卒中引起的偏瘫肢体活动障碍、帕金森病、面瘫）、骨质疏松、心肺疾病、盆底疾病、糖尿病神经病变等进行康复治疗，解除或缓解患者的躯体功能障碍等相关的身心健康问题。

本书针对社区老年人常见健康问题进行介绍，内容丰富、贴近实际，不仅从各系统常见症状及处理方面进行了宏观的认识和指导，而且对一些常见病的常用治疗方法，从西医和中医不同角度进行指导。同时对于老年人对疾病治疗中常常担忧的问题、存在的心理问题以及关注的营养问题，也进行了详细解答，解除困惑，引导老年人树立正确的就医观和战胜疾病的健康心理。

沈　雷

2023 年 5 月

目　录

第一章
人体各系统常见症状的监测防治

第一节　呼吸系统疾病常见症状的监测防治

一、概述

按照呼吸系统解剖结构和病理生理特点,呼吸系统疾病主要分为以下三类:① 气流受限性肺疾病;② 限制性通气功能障碍性肺疾病;③ 肺血管疾病。此外,感染、肿瘤作为两大原因影响呼吸系统,导致各种病理变化,这些疾病进展可以导致呼吸衰竭(表1-1)。

表1-1　呼吸疾病分类

类　别	举　例
气流受限性肺疾病	哮喘 慢性阻塞性肺疾病(慢阻肺) 支气管扩张 细支气管炎

类 别		举 例
限制性通气功能障碍性肺疾病	肺实质疾病	间质性肺疾病/弥漫性实质性肺疾病包括特发性肺纤维化、结节病、过敏性肺炎、肺尘埃沉着病(尘肺)等
	神经肌肉疾病	肌萎缩侧索硬化
		吉兰-巴雷综合征
	胸壁/胸膜疾病	脊柱后凸、脊柱侧凸
		强直性脊柱炎
		慢性胸腔积液/胸膜肥厚
肺血管疾病		肺栓塞
		肺动脉高压
		肺静脉闭塞症
恶性肿瘤		原发性支气管肺癌
		肺转移性肿瘤
感染性肺疾病		肺炎
		肺结核
		支气管炎
		气管炎
		新发呼吸道传染病
睡眠呼吸障碍性疾病		睡眠呼吸暂停综合征
呼吸衰竭		急性呼吸衰竭
		慢性呼吸衰竭

二、常见症状识别和处理

呼吸系统的局部症状主要有咳嗽、咳痰、咯血、胸痛和呼吸困难等,生活中对它们进行注意和观察,可以很好地协助自身及早发现疾病，进行早干预、早治疗。

1. **咳嗽** 咳嗽是呼吸系统疾病最常见的症状。不同的疾病所呈现的咳嗽有不同的特点，我们可以根据咳嗽的性质、规律等特点来初步判断自己所患疾病。例如，急性发生的刺激性干咳，并伴有发热、声嘶，常提示急性病毒性咽炎、喉炎、气管炎、支气管炎疾病；晨起时咳嗽常见于上呼吸道慢性炎症、慢性支气管炎及支气管扩张症；支气管肺癌的早期常表现为干咳，当肿瘤增大阻塞气道时可出现高调金属音性质的咳嗽；久咳不愈，有长期接触有害粉尘史者应警惕是否有尘肺；阵发性咳嗽者常患有咳嗽变异性哮喘。

2. **咳痰** 咳痰是机体通过支气管黏膜上皮细胞的纤毛运动、支气管平滑肌的收缩及咳嗽时气流的冲动，将呼吸道分泌物从口腔排出的协同动作。观察痰的颜色、黏稠度、是否有泡沫、痰量增加或减少非常重要，在就诊时可帮助医生判断疾病及严重性。痰液的颜色可表现为无色透明、灰白色、黄色、红棕色、粉红色、绿色等，不同疾病可呈现不同颜色的痰液。痰量增多一般反映疾病进展，痰量减少多数提示病情好转，但也有一些特殊情况，如在支气管发生阻塞时，虽然表现为痰量减少，实际上病情仍在恶化，中毒症状因而也加重。

3. **咯血** 咯血是指喉及喉以下呼吸道的血管、毛细血管破裂或渗透性增高导致的出血经咳嗽动作从口腔排出。咯血、鼻腔出血和呕血都可表现为血液从口腔排出，因此，我们要分清出血的来源。在我国，肺结核、支气管扩张、支气管肺癌占咯血病因的前三位。比较常见的：青壮年咯血伴低热等症状者应首先考虑肺结核；对长期吸烟的 40 岁以上者出现干咳和反复痰中带血,应警惕支气管肺癌;突发性胸痛、呼吸困难,而后出现咯血者有发生肺栓塞的可能。此外,对有流行病区食生河蟹或蝲蛄史者要注意肺吸虫病;对合并肾炎者应考虑肺出血-肾炎综合征;对咯血与月经关系密切的女性患者要想到子宫内膜异位症。

4. **胸痛** 引起胸痛最常见的呼吸系统疾病有胸膜炎、肺部炎症、肿瘤和肺梗死。非呼吸系统疾病引起的胸痛中,最重要的是心绞痛和心肌梗死,其特点是疼痛位于胸骨后或左前胸,呈压迫感,且放射至左肩。此外,还应注意主动脉夹层、心包炎、胆石症和急性胰腺炎等疾病所表现的不同部位的胸痛。

5. **呼吸困难** 是指患者感到空气不足而用力呼吸,并使呼吸肌及辅助呼吸肌均参与呼吸运动,出现呼吸频率、深度和节律改变的主观感觉和表现,它既是症状又是体征。许多系统的疾病均可能引起呼吸困难。

按症状发生的快慢可将呼吸困难分为急性、慢性和反复发作性三类。例如,突发胸痛后出现气急应考虑气胸,若再有咯血则要警惕肺栓塞;夜间发作性端坐呼吸困难提示左心功能衰竭或支气管哮喘发作;数日或数周内出现渐进性呼吸困难且伴有一侧胸闷,要注意大量胸腔积液;慢性进行性呼吸困难多见于慢性阻塞性肺疾病和弥漫性肺纤维化;反复发作性呼吸困难主要见于支气管哮喘。

出现咳嗽、咳痰、咯血、呼吸困难等为主的症状,可以首先考虑选择至呼吸内科、胸外科就诊,如果情况紧急,可至急诊科就诊。

三、客观指标监测

呼吸系统疾病常用检查手段包括血常规、痰液检查、胸液检查、呼吸功能检查、支气管镜及影像学检查,此外,还有抗原皮肤试验、核素检查、活组织检查等,可根据不同情况,选择针对性的检查。

值得一提的是,影像学检查在现代呼吸系统疾病诊断中占有重要地位,尤其是 X 线检查,由于胸部的自然对比较好,可以清晰地显示许多病变。胸部影像学检查有胸部 X 线检查、胸部 CT 检查、造影增强 CT、胸部磁共振成像(MRI)、胸部超声检查。

四、日常预防管理

吸烟等不良生活习惯、生态环境恶化、大气污染、社会人群结构的老龄化等多种因素正在逐渐地改变着呼吸系统疾病的流行病学和疾病谱分布。吸烟是肺癌、慢阻肺、特发性肺纤维化等疾病的重要危险因素,多项研究证明戒烟是预防疾病发生或减慢疾病进展的首要或根本方法。流感疫苗或肺炎疫苗接种,对老年人、有基础疾病或免疫低下的人尤其重要,可以预防流感、肺炎的发生,降低慢阻肺的急性加重频率。

(赵　芳)

第二节　心血管系统疾病常见症状的监测防治

一、概述

心血管系统疾病包括心脏和血管疾病,是造成我国居民死亡和疾病负担的主要病因。心血管系统疾病包括心力衰竭、心律失常、动脉粥样硬化和冠状动脉粥样硬化性心脏病（冠心病）、高血压、先天性心血管病、心脏瓣膜病、心包疾病、感染性心内膜炎、心脏骤停与心脏性猝死、主动脉疾病和周围血管病、心血管神经症等。

二、常见症状识别和处理

（1）心血管疾病的常见症状有：发绀、呼吸困难、胸闷、胸痛、心悸、水肿、晕厥等，其他症状还包括咳嗽、头痛、头晕或眩晕、上腹胀痛、恶心、呕吐、声音嘶哑等。

（2）冠心病是心血管系统疾病的首要死因，常常以胸闷、胸痛起病，少数急性心肌梗死患者以恶心、呕吐、上腹疼痛起病，而胸痛不明显。既往有拔牙、外伤、病毒感染、静脉使用毒品史，可能与感染性心内膜炎、心肌炎、心包炎等的发病有关。有的药物（如三环类抗抑郁药、茶碱类或拟交感胺类支气管扩张剂、洋地黄类等）可能引起心律失常及其相关症状。此外，其他系统、器官的疾病（如内分泌疾病、尿毒症、严重贫血等）也可伴发上述心血管系统的症状。医生常需要将以上症状和容易引发心血管病的诱因进行综合判断。

如遇上述常见症状，居民可考虑选择至心内科就诊明确病情，也可根据原发病情况，选择至相应科室就诊评估后，明确就医方向，如果情况紧急，可至急诊科就诊。

三、客观指标监测

（一）实验室检查

主要包括血常规、尿常规和各种生化检查。常用的生化检查,如:血脂检查;心力衰竭标志物脑钠肽的测定;心肌损伤标志物血肌钙蛋白、肌红蛋白和心肌酶的测定等。此外,微生物和免疫学检查,如感染性心脏病时微生物培养、病毒核酸及抗体等检查;风湿性心脏病时有关链球菌抗体和炎症反应(如抗"O"试验、红细胞沉降率、C反应蛋白)的检查。

(二)辅助检查

心血管系统疾病的辅助检查包括非侵入性检查和侵入性检查。

1. 非侵入性检查　① 血压测定;② 心电图检查;③ 心脏超声检查;④ X线胸片;⑤ 心脏CT;⑥ 心脏MRI;⑦ 心脏核医学。

2. 侵入性检查　① 右心导管检查;② 左心导管检查;③ 心脏电生理检查;④ 腔内成像技术;⑤ 血管狭窄功能性判断;⑥ 心内膜和心肌活检;⑦ 心包穿刺。

(三)社区常用检查手段介绍

1. 血压测定　包括诊所血压、动态血压监测和家庭自测血压。诊所血压包括传统的医生测量血压和较新研究中采用的诊所自测血压,诊所自测血压比医生测量要低。24小时动态血压监测有助于早期高血压的诊断,可协助鉴别原发性、继发性、难治性高血压、白大衣高血压以及隐匿性高血压,指导合理用药。家庭自测血压简便易行,适合患者进行自我监测。

2. 心电图检查　包括常规心电图、24小时动态心电图、心电图运动试验、心电图心室晚电位和心率变异性分析等。

(1)常规心电图:了解是否存在各种心律失常、心肌缺血/梗死、房室肥大或电解质紊乱等。

（2）动态心电图：又称 Holter 监测，可连续记录24～72 小时心电信号，这样可以提高对非持续性心律失常及短暂心肌缺血发作的检出率。

3. 心脏超声检查　了解心脏结构、血管、功能等方面的情况。

四、日常预防管理

高血压、血脂异常、糖尿病以及肥胖、吸烟、缺乏体力活动、不健康饮食习惯等是心血管病主要且可以改变的危险因素。因此，日常生活中，要尽量控制危险因素，倡导戒烟、戒酒、低脂、低盐、低糖饮食、合理运动，预防降低心血管病的发病率。如已患有心血管病，可通过适当的干预治疗措施，如控制好血压、血糖、血脂等以降低心血管临床事件，如心肌梗死、心力衰竭、心脏性猝死、脑卒中等的发生率和总病死率，达到改善患者远期预后和生活质量的目的。

（赵　芳）

第三节　消化系统疾病常见
症状的监测防治

一、概述

消化系统疾病包括食管、胃、肠、肝、胆、胰等脏器的器质性和功能性疾病，临床上十分常见。在我国，胃癌和肝癌分别是引起恶性肿瘤患者死因的第二位和第三位病因。

二、常见症状识别和处理

典型的消化系统疾病多有消化系统的症状,但也有病变在消化系统,而症状却是全身性的或属于其他系统的。

1. 厌食或食欲减退　多见于消化系统疾病,如胃癌、胰腺癌、慢性胃炎、病毒性肝炎等,但也常见于全身性感染和其他系统疾病,如肺结核、尿毒症、精神神经障碍等。

2. 恶心与呕吐　两者可单独发生,也可相继出现,先恶心后呕吐。胃癌、幽门痉挛与梗阻、消化系统急性炎症均可引起恶心与呕吐。另外,也有其他系统疾病如颅内压增高、迷路炎、尿毒症、酮症酸中毒、心力衰竭、早期妊娠等易致呕吐的情况。

3. 嗳气　是进入胃内的空气过多而自口腔反溢的现象。频繁嗳气多因精神因素、饮食习惯不良(如进食、饮水过急),吞咽动作过多(如口涎过多或过少时)等引起。

4. 吞咽困难　多见于食管或食管周围的器质性疾病,如咽部脓肿、食管炎、食管癌、食管裂孔疝等,也可由于食管运动功能障碍所致(如贲门失弛缓症)。早期食管癌可表现为胸骨后不适、烧灼感及针刺或牵拉样痛,可有食物通过缓慢、滞留或轻度哽噎感,进行性吞咽困难是中晚期食管癌的典型症状。

5. 烧心　是胸骨后的烧灼感或灼热感,有一个同义词"胃灼热",常见于胃食管反流病。

6. 腹痛、腹部不适　是一种局限或弥漫的不快感和腹腔内疼痛。有很多原因可能造成腹痛,但应警惕当发生急性腹痛时,可能存在某些急性、严重疾病,如急性阑尾炎、消化性溃疡穿孔、胰腺炎、胆囊炎、憩室炎、绞窄性疝等。

7. 腹胀 是一个比较模糊的概念,难以界定,形容为"感到腹内压力增大"。其原因有胃肠积气、积食或积粪、腹水、腹内肿物、胃肠运动功能失调等。

8. 腹块 腹块出现后要注意其发展情况,是经常还是偶尔存在,出现和消失的时间和条件以及有无伴随症状。

9. 腹泻 是由于肠蠕动加速、肠分泌增多和吸收障碍所致,见于肠道疾病,亦可因精神因素和其他器官疾病所引起。腹泻伴水样或糊状粪便提示小肠病变。结肠有炎症、溃疡或肿瘤病变时,粪便可含脓、血和黏液。

10. 里急后重 里急后重是直肠激惹症状,多因炎症或直肠癌引起。

11. 便秘 常见于全身性疾病、身体虚弱、不良排便习惯、功能性便秘等情况,以及结肠、直肠、肛门疾病。对于近发排便习惯改变、体重下降、直肠出血、年龄>50 岁、有结直肠癌家族史者,要警惕结直肠肿瘤。

12. 呕血、黑便和便血 呕血和黑便提示上消化道包括食管、胃、十二指肠和胆道系统出血。每日出血量>60 ml 才会产生黑便。上消化道出血量过大且胃肠排空加速时,也可排出鲜血。便血来源于下消化道包括小肠、结肠等,往往呈暗红色,出血部位越近肛门,便出血液越新鲜。

13. 黄疸 常见于消化系统疾病,如肝炎、肝硬化、胆道阻塞,亦可见于血液系统疾病,如溶血性黄疸。

14. 体重减轻和消瘦 常见于消化系统肿瘤、克罗恩病和吸收不良综合征。

出现以上述症状为主的情况,可首先考虑选择至消化科就诊或原发疾病相关科室就诊,对于呕血、便血量较大、急性腹痛等情况,建议至急诊科就诊,明确病因,及早诊治。

三、客观指标监测

诊断消化系统疾病常用检查手段有血常规、尿常规、粪常规、肝功能、内镜检查、超声、X线、CT、MRI,此外还有功能性实验、放射性核素、活组织检查等。

1. 血液检查

(1)癌胚抗原(CEA)、CA19-9、CA50 等肿瘤标志物对结肠癌、胰腺癌有指导意义。

(2)肝功能、肝炎病毒标记物、甲胎蛋白等对诊断肝病有指导意义。

2. 辅助检查

(1)幽门螺杆菌检测:对于胃癌前病变、消化性溃疡、胃肠黏膜相关淋巴瘤等疾病的诊疗具有重要作用。常用^{13}C-或^{14}C-尿素呼气试验,准确性较高,为幽门螺杆菌检测的重要方法之一,目前被广泛应用。

(2)内镜检查:包括电子内镜和超声内镜,根据不同部位的需要分为胃镜、十二指肠镜、小肠镜、结肠镜、腹腔镜、胆道镜和胰管镜等。应用内镜可以直接观察消化道内腔,包括溃疡、出血、炎症、肿瘤等的各种病变。

(3)超声:可探查消化系统实质性脏器、胆道及腹腔内的病变,其具有无创、无射线、经济、方便、快速等优点。

(4)计算机断层扫描(CT):CT 对腹内脏器病变尤其是肝、胰、胆占位性病变如囊肿、脓肿、肿瘤、结石等的诊断有重要作用,对弥漫性病变如脂肪肝、肝硬化、胰腺炎的诊断也有重要价值。CT增强扫描对于消化系统脏器小病灶、等密度病灶、需定位定性的病变以及血管性病变的诊断是必不可少的一种重要检查方法,但该检查方法在肝、肾功能不全时应慎用或禁用。

四、日常预防管理

1. 饮食营养 消化系统疾病的发生往往与饮食有关,要贯彻预防为主的方针,强调有规律的饮食习惯,节制烟酒和刺激性食物,注意饮水和食品的卫生质量。

2. 精神心理 精神紧张常常会诱发或加重疾病,因此,注意劳逸结合,合理安排作息生活,消除紧张心理,保持舒适放松的心情有利于疾病的防治。

3. 改变不良生活方式 消化性溃疡病患者须戒烟,肝病患者须戒酒。非酒精性脂肪肝往往是代谢综合征的一部分,应加强锻炼、节制饮食。高纤维饮食可减少发生大肠癌的危险性。

4. 预防措施 基于对高危因素分析的流行病学研究及肿瘤发病机制的基础研究,可采取一些预防策略降低消化系统恶性肿瘤的发生风险。如接种疫苗预防乙型肝炎病毒感染,减少肝癌发病率,根除幽门螺杆菌和(或)补充维生素 C 和 β 胡萝卜素减少胃癌发生危险性,服用阿司匹林或选择性环氧合酶-2(COX-2)抑制剂减少大肠息肉发生等。

(赵 芳)

第四节 泌尿系统疾病常见症状的监测防治

一、概述

泌尿系统主要由肾脏、输尿管、膀胱、尿道及相关的血管和神经等组成。其主要功能包括生成和排泄尿液、排除人体多余的水和代谢废物、调节机体内环境稳态和维持水、电解质及酸碱平衡。此外,还具有调节血压、红细胞生成和骨骼生长等功能。

泌尿系统疾病包括原发性和继发性肾小球疾病、间质性肾炎、肾小管疾病、尿路感染、肾血管疾病、遗传性肾病等,多种原因所致的不同程度的肾脏损害按照发病急缓、病程长短,分为急性肾损伤和慢性肾脏病。具体分类如下。

(1)原发性肾小球疾病,如急性肾小球肾炎、急进性肾小球肾炎、IgA 肾病、肾病综合征、无症状血尿和(或)蛋白尿、慢性肾小球肾炎。

(2)继发性肾病,如狼疮肾炎、糖尿病肾病、血管炎肾损害、高尿酸肾损害。

(3)间质性肾炎,如急性间质性肾炎、慢性间质性肾炎。

(4)尿路感染。

(5)肾小管疾病,如肾小管酸中毒、Fanconi 综合征。

(6)肾血管疾病,如肾动脉狭窄、肾动脉栓塞和血栓形成、小动脉性肾硬化症、肾静脉血栓形成。

(7)遗传性肾病,如常染色体显性遗传性多囊肾病、Alport

综合征。

二、常见症状识别和处理

肾脏疾病的症状有肾脏本身病变的症状和肾功能受损引起的其他系统症状,包括尿色、尿量和排尿的异常、水肿、乏力等。继发性肾脏病还可以见到原发病所致症状,如皮疹、关节痛、口腔溃疡、脱发等。

1. 血尿　血尿分为肉眼血尿和显微镜下血尿。肉眼血尿指尿外观表现为尿色加深、尿色发红或洗肉水样。镜下血尿指尿色肉眼观察无异常,通过离心沉渣检查每高倍视野红细胞大于 3 个。

2. 蛋白尿　正常情况下尿液中含有一定量的蛋白质,但当尿蛋白定性试验阳性或 24 小时尿蛋白定量超过 150 mg,称为蛋白尿。蛋白尿常表现为泡沫增多。

3. 水肿　水肿是肾脏病常见的临床表现之一。肾性水肿多出现在组织疏松部位,如眼睑;身体下垂部位,如脚踝和胫前部位;长期卧床时则最易出现在骶尾部。

4. 高血压　由于水钠潴留和肾素-血管紧张素-醛固酮系统机制的影响,肾脏病临床表现常有高血压,因此,高血压患者均应仔细检查有无肾脏疾病,尤其是年轻患者。

出现以上述症状为主的情况,可首先考虑选择至泌尿科就诊或原发疾病相关科室就诊,明确病因,及早诊治。

三、客观指标监测

肾脏疾病的检查主要包括:尿液检查、肾功能检查、影像学检查和肾脏病理学检查等。

1. 尿液检查　尿液检查包括尿常规检查、尿相差显微镜检查、尿蛋白检测、尿钠、尿钾、尿素等检测。

（1）尿常规检查是早期发现和诊断肾脏病的重要线索，但尿常规检查多为定性结果，常需要其他更敏感和精确的检查方可确诊。尿常规检查需要留取清洁新鲜尿液，避免污染和放置时间过长。

（2）尿相差显微镜检查是根据红细胞的形态及改变数量，来判别尿中红细胞的来源，以协助判断肾脏发生病变的情况。

（3）尿蛋白检测包括测定 24 小时尿蛋白的排泄率、随机尿白蛋白/肌酐比值、尿白蛋白、转铁蛋白、IgG 等来协助诊断。

（4）其他尿液成分检测，如通过检测尿钠来了解钠盐摄入情况，指导患者控制钠盐摄入量。尿钾检测有助于诊断肾小管酸中毒和低钾血症。尿素检测有助于计算患者蛋白质摄入量，判断患者营养状态。

2. 肾功能检查　肾功能检查包括血清肌酐检测、估算的肾小球滤过率（eGFR）、内生肌酐清除率等来评估肾脏损害的程度。其中，血清肌酐浓度检测是临床评估肾小球滤过功能的常用方法，检测快速简便，但敏感性较低，不能反映早期肾损害，常于肾小球滤过功能损害 50％时才开始升高。同时，血清肌酐浓度还受性别、年龄、肌肉量、蛋白质摄入量、某些药物（如西咪替丁等）的影响。

3. 影像学检查　包括超声显像、静脉尿路造影、CT、MRI、肾血管造影、放射性核素检查等。其中超声波检测方便、无创、可以提供关于泌尿系梗阻、肾脏大小、肾实质回声、占位等可靠信息,是最常应用的影像学检查方法。磁共振和 CT 血管造影有助于诊断肾血管疾病包括肾动脉狭窄、肾静脉血栓和栓塞形成、左肾静脉受压等。

4. 肾脏病理学检查 这是一种有创检查,但是对多种肾脏疾病的诊断、病情评估、判断预后和指导治疗非常有价值,通过对肾小球、肾小管、间质及血管病变的分析,并结合临床对疾病作出最终诊断。

四、日常预防管理

避免过度劳累,去除感染等诱因,避免接触肾毒性药物或毒物,采取健康的生活方式(如戒烟、限制饮酒、休息与锻炼相结合、控制情绪等),以及合理的饮食。合理的饮食不仅可以减轻肾脏疾病对人体的影响,还可以避免加重肾脏负担、延缓肾脏病进展。

此外,高血压、高脂血症、高血糖、高尿酸血症、蛋白尿等因素在肾脏病的发生和发展过程中起重要作用,针对这些因素的干预治疗是保护肾脏功能的重要措施,因此,控制血压、血糖、尿酸,调节血脂水平等也是肾脏病防治的综合措施。

(赵　芳)

第五节　血液系统疾病常见
症状的监测防治

一、概述

血液病亦称为造血系统疾病,包括原发于造血系统疾病(如再生障碍性贫血)和主要累及造血系统疾病(如巨幼细胞性贫血、缺铁性贫血)。

造血系统包括血液、骨髓、脾淋巴结以及分散在全身各处的淋巴和单核/吞噬细胞组织。血液由细胞成分和液体成分组成,细胞成分中包括红细胞、各种白细胞及血小板,液体成分即血浆,包含有各种具有特殊功能的蛋白质及某些其他化学成分,因此,反映造血系统病理生理以及血浆成分发生异常的疾病均属于造血系统疾病,习惯上称为血液病。

血液系统疾病分类如下。

1. 红细胞疾病 如各类贫血和红细胞增多症等。

2. 粒细胞疾病 如粒细胞缺乏症、中性粒细胞分叶功能不全、惰性白细胞综合征及类白血病反应等。

3. 单核细胞和巨噬细胞疾病 如炎症性组织细胞增多症等。

4. 淋巴细胞和浆细胞疾病 如各类淋巴瘤,急、慢性淋巴细胞白血病,嗜血细胞性淋巴组织细胞增多症,多发性骨髓瘤等。

5. 造血干细胞疾病 如再生障碍性贫血、阵发性睡眠性血红蛋白尿症、骨髓增生异常综合征、骨髓增殖性肿瘤以及急性髓系白血病等。

6. 脾功能亢进。

7. 出血性及血栓性疾病 如血管性紫癜、血小板减少性紫癜、凝血障碍性疾病、弥散性血管内凝血以及血栓性疾病等。

二、常见症状识别和处理

血液病的常见症状有贫血,出血倾向,发热,肿块,肝、脾、淋巴结肿大,骨痛等。

1. **贫血**　贫血是血液病最常见的症状。一般表现为皮肤黏膜苍白,尤以面色苍白最为常见。临床多观察指(趾)甲、口唇黏膜和睑结膜等处来进行对贫血的初步筛查。贫血轻者可无任何感觉;重者可有心血管和呼吸系统功能障碍的表现,如心慌、气短等,并在活动时加重;严重者甚至发生贫血性心脏病或心脏功能衰竭。此外,常伴发头痛、眩晕、眼花、耳鸣、记忆力下降、注意力不集中、四肢乏力、精神倦怠等症状。

2. **出血倾向**　血液病出血的特点多为周身性、自发性皮肤及黏膜出血点或紫癜。凡有自发的广泛或局部皮肤、黏膜、关节、肌肉出血,或外伤、手术后出血不止,或兼有家族成员有出血史者,均提示有止血机制异常之可能。

3. **发热**　发热包括感染性发热、非感染性发热和体温调节中枢功能失调性发热。血液病发热多属感染性,由于白细胞数量与质量异常易合并感染。非感染性发热是由于未成熟的白细胞的生长与迅速破坏,导致蛋白分解作用增高,基础代谢率增强,坏死物质的吸收等。血液病如直接侵犯体温中枢亦可造成体温调节中枢功能失调性发热。

4. **骨痛**　白血病患者骨髓腔内充满白血病细胞,腔内压力增加,引起骨骼疼痛,胸骨压痛是白血病的典型症状。骨髓瘤患者异常浆细胞无限增生浸润骨骼,致弥漫性骨质疏松或局限性骨质破坏,骨骼疼痛常是最早期的主要症状。

出现以上症状,或兼伴有肝、脾、淋巴结肿大,有毒物或放射性物质接触史,应警惕血液病,可考虑选择至血液科就诊或原发疾病相关科室诊治。

三、客观指标监测

血液病的检查项目繁多,如何从中选择恰当的检查,需综合分析,全面考虑。血液病的检查包括一般血液检查(血常规检测、血涂片)、骨髓组织检查(骨髓涂片、骨髓活检)、血液生化(铁动力学测定、叶酸及维生素 B_{12} 测定、凝血功能等),此外,还有免疫学检查、染色体检查及基因诊断、造血细胞的培养与测试技术、放射性核素、组织病理学检查等。

四、日常预防管理

1. 避免接触诱因 如电离辐射、化学物质(如苯)、某些药物的致病作用已被公认会导致血液病,在工作和生活中应注意防护或尽可能脱离致病因素。

2. 饮食与营养 对于血液病患者,应以高热量、富含蛋白质和维生素而易消化的食物为宜,多吃新鲜蔬菜、水果,戒烟酒,少食浓烈辛辣的食物。

3. 恶性血液病患者的心理干预 许多恶性血液病属难治性疾病,对其社会活动以及家庭生活、经济诸多方面均带来很大损害。患者及家属均要承受不同程度的负性心理压力。这种压力可加速病情的进展与恶化。所以,应关注血液病患者的心理问题并给予适当的干预,消除不良的心理,使患者以健康的心态面对治疗。

4. 血液病的治疗 近年,随着对血液病研究的深入,血液病的治疗也有了一定的提高。尤其是恶性血液病的治疗已从既往的化疗、放疗和骨髓移植治疗进展到诱导分化治疗、生物治疗、靶基因治疗和外周血、脐血干/祖细胞的移植治疗。这些治疗手段的改进不仅根治和治愈了不少血液病患者,也成为部分实体瘤、自身免疫性疾病与干细胞有关的遗传性疾病治疗的重要治疗措施。

（赵　芳）

第六节　内分泌和代谢性疾病常见症状的监测防治

一、概述

内分泌代谢疾病包括了内分泌疾病和代谢性疾病。

内分泌疾病主要包括：① 下丘脑及垂体疾病,如垂体瘤、巨人症、侏儒症、腺垂体功能减退症、尿崩症等;② 甲状腺疾病,如甲状腺功能亢进症、甲状腺功能减退症、亚急性甲状腺炎、桥本甲状腺炎、单纯性甲状腺肿等;③ 甲状旁腺疾病,如甲状旁腺功能亢进症、甲状旁腺功能减退症、甲状旁腺腺瘤等;④ 肾上腺疾病,如库欣综合征、醛固酮增多症、嗜铬细胞瘤、肾上腺皮质功能减退症等;⑤ 性腺疾病,如性腺发育不全、性早熟、青春期发育延迟、多囊卵巢综合征、更年期综合征等。

代谢性疾病主要包括糖尿病、低血糖症、血脂谱异常症、肥胖与代谢综合征、高尿酸血症、骨质疏松症和电解质紊乱等疾病。

二、常见症状识别和处理

(1) 内分泌疾病症状可出现身材过高和矮小、皮肤色素沉着、多毛与毛发脱落、皮肤紫纹和痤疮、男性乳腺发育、突眼、溢乳和闭经等。一些临床疾病常有特异的临床表现和体征。如生长激素缺乏性侏儒症表现为身材矮小，Graves 眼病有浸润性突眼，Cushing 综合征典型症状为满月脸和紫纹，醛固酮增多症多可出现高血压伴低血钾，阵发性高血压病史提示患有嗜铬细胞瘤。

（2）代谢性疾病常见症状有肥胖与消瘦、多饮与多尿、骨痛与自发性骨折等。如糖尿病常表现为"三多一少"，即多尿、多饮、多食和体重减轻。痛风发生多为嘌呤代谢障碍造成高尿酸血症所致。脂类代谢障碍主要表现为血脂或脂蛋白异常。

内分泌和代谢疾病症状表现多样，但出现以上症状或家族成员中有内分泌和代谢疾病病史者，可考虑选择至内分泌科就诊或原发疾病相关科室就诊，及早诊治。

三、客观指标监测

1. 血液和尿液生化测定　某些生化指标（钠、钾、钙、磷、镁）和激素之间有相互作用，生化异常可间接反映激素水平。如原发性醛固酮增多症的低钾血症，糖尿病的高血糖和糖化血红蛋白增高，甲状旁腺功能亢进症的高钙血症，尿崩症的低比重尿。

2. 激素测定和激素分泌的动态试验　可了解腺体分泌功能状态，对明确病变性质和定位诊断有协助作用。

3. 其他　如通过 X 线、CT、B 超、核素检查、病理检查等手段来明确病变的位置和性质。

四、日常预防管理

1. 生活作息规律　内分泌疾病患者要注意生活作息规律，

睡眠不足会导致新陈代谢变慢,抵抗力下降,因此,要有良好的生活作息规律,不要熬夜,适量参加体育运动,晚饭后可以散步,适当活动,保证睡眠质量,提高身体免疫力。

2. 平衡饮食　中国营养学会《中国居民膳食指南(2016)》指导推广平衡饮食、合理摄取营养和促进健康。饮食以清淡为主,少吃辛辣刺激的食物,油炸食品、快餐以及脂肪含量比较高的食物,会导致雌激素水平失调,引发内分泌疾病,可以多吃一些含有维生素 C 的蔬菜、水果,多喝白开水代替浓茶、咖啡等刺激性饮品。

3. 早期诊断和防治　早期诊断和采取防治措施可避免不可逆的形态和功能改变,使病情不致恶化,甚至终身不出现症状,如苯丙酮尿症、半乳糖血症。如在糖尿病早期使病情得到良好控制,可避免出现严重并发症。

(赵　芳)

第七节　风湿性疾病常见症状的监测防治

一、概述

风湿性疾病是指由多种病因所致的累及骨和关节及其周围组织的疾病。风湿病性疾病既可以是某一局部的病理损伤,也可以是全身性疾病,如果得不到及时诊治,这些疾病中大多数有致残甚至致死的风险,给社会和家庭带来沉重的负担。风湿性疾病的病因多种多样,发病机制不甚明了,但多数与自身免疫反应密切相关。目前,骨关节炎、痛风性关节炎等慢性关节病已成为医学和社会所面对的亟待解决的问题。

二、常见症状识别和处理

1. **疼痛**　关节、软组织疼痛是风湿性疾病最常见的症状之一。疼痛发作的时间、性质、部位、伴随症状和缓解方式常对明确诊断有一定帮助。如:疼痛在晚间和晨起时加重多属于炎性疼痛,而机械性损伤的疼痛往往与特殊动作相关;夜间发作的第一跖趾关节剧烈的锥刺样、烧灼感疼痛是痛风的特点;疼痛带有放射感提示神经被卡压,疼痛具有搏动性提示为血管性疼痛。疼痛可以分为局限性或全身性。全身性疼痛可见于风湿性多肌痛、纤维肌痛综合征等。

2. **僵硬和肿胀**　僵硬是指经过一段静止或休息后,患者试图再活动某一关节时感到不适,而且想要达到平时的关节活动范围和程度非常困难,常伴有关节的疼痛、肿胀。如:出现于起始运动、短暂的疼痛多为骨关节炎表现;持续性的僵硬(晨僵时间常超过 1 个小时)多为类风湿关节炎;关节或关节周围组织的炎症多数会出现关节肿胀。

3. **疲倦、乏力和运动困难**　疲倦是风湿性疾病常见、也是最容易被忽视的症状。在系统性红斑狼疮、类风湿关节炎和系统性血管炎等疾病中,疲倦常是全身炎症活动的早期症状,可以成为敏感的病情活动指标。

4. **系统症状**　风湿性疾病常有多系统受累症状,如发热、体重下降、食欲减退等全身非特异性炎症表现,也可出现各系统的相关症状。

出现以上症状和（或）伴有其他系统受累症状，需警惕风湿性疾病，可考虑选择至风湿科就诊，明确诊断，及早治疗。

三、客观指标监测

1. 常规检查　血、尿、便常规检查以及肝、肾功能的检查是必不可少的，如白细胞数量的变化、溶血性贫血、血小板减少、蛋白尿、镜下血尿都可能与风湿病相关。红细胞沉降率、C反应蛋白、球蛋白定量、补体的检查对于诊断及病情活动性的判断都很有帮助。如类风湿关节炎、血管炎活动伴随红细胞沉降率、C反应蛋白等炎症指标的升高。系统性红斑狼疮活动期常伴随补体C3、C4的下降。

2. 特异性检查　包括自身抗体、人类白细胞抗原（HLA）检测、关节液检查和病理。

（1）自身抗体：抗核抗体阳性应警惕结缔组织病可能；抗中性粒细胞胞浆抗体有助于诊断血管炎；抗角蛋白抗体谱（抗核周因子、抗角蛋白、环瓜氨酸多肽）对类风湿关节炎特异性较高，且有助于类风湿关节炎的早期诊断。

（2）人类白细胞抗原（HLA）-B27：在强直性脊柱炎中阳性率为90%，亦可见于反应性关节炎、银屑病关节炎等脊柱关节病。

（3）关节液检查：可通过关节腔穿刺获取关节液。关节液中的白细胞计数有助于鉴别炎症性、非炎症性和化脓性关节炎。此外，在关节液中发现尿酸盐结晶或细菌涂片/培养阳性分别有助于诊断痛风性关节炎和感染性关节炎。

（4）病理：活组织检查所见病理改变对诊断有决定性意义

并有指导治疗的作用。如肾脏活检对于狼疮肾炎的病理分型、唇腺活检对干燥综合征的诊断、肌肉活检对于多发性肌炎/皮肌炎的诊断均有重要意义。

3. 影像学检查 骨关节检查最常用的影像学检查是 X 线，对关节病变的诊断、鉴别诊断和随访有很大的价值，其可发现软组织肿胀及钙化、关节间隙狭窄、骨质疏松、关节侵蚀、软骨下囊性变等改变。此外，CT、MRI、CT 血管造影、磁共振血管造影等均有助于对骨、软骨、血管及其周组织病变的评价。

四、日常预防管理

风湿性疾病多为慢性全身自身免疫性疾病，应尽可能早发现、早诊断、早治疗，积极改善预后，保持关节和脏器的功能，防止关节畸形，缓解症状，改善生活质量。

风湿性疾病病程长、致残及其带来的经济负担等会加重患者心理负担，患者应保持良好心态，保持心理健康，要有战胜疾病的信心。

注意休息，适当运动锻炼，保持关节功能位，避免关节受压，必要时可采取夹板固定，以防关节畸形。

（赵　芳）

参考文献

［1］ 王辰,王建安.内科学［M］.3 版.北京：人民卫生出版社,2015.
［2］ 葛均波,徐永健,王辰.内科学［M］.9 版.北京：人民卫生出版社, 2018.
［3］ 北京高血压防治协会,北京糖尿病防治协会,北京慢性病防治与健

康教育研究会,等.基层心血管病综合管理实践指南 2020[J].中国医学前沿杂志(电子版),2020,12(8):前插 1,1 - 73.

[4] 中国心血管病一级预防指南[J].实用心脑肺血管病杂志,2021,29(1):44,64.

[5] 消化系统常见疾病诊疗指南[J].中国临床医生,2009,37(10):69 - 74.

[6] 中华医学会,中华医学会杂志社,中华医学会全科医学分会,等.痛风及高尿酸血症基层诊疗指南(2019 年)[J].中华全科医师杂志,2020,19(4):293 - 303.

第二章
常见病、多发病的用药指导及
常见问题解析

第一节　慢性阻塞性肺疾病用药
指导及常见问题解析

一、概述

慢性阻塞性肺疾病(简称慢阻肺)是一种以持续性气流受限为特征的,可以预防和治疗的慢性气道疾病。主要症状为慢性咳嗽、咳痰和呼吸困难,严重影响患者生活质量,甚至导致死亡。

世界卫生组织(WHO)预测慢阻肺的患病率在未来40年将继续上升,预计至2060年因慢阻肺及其相关疾病死亡人数每年超过540万。2018年,"中国成人肺部健康研究"调查结果显示,我国40岁以上人群患病率高达13.7%,估算我国患者数近1亿。我国人口老龄化加剧,慢阻肺发病率形势严峻,然而慢阻肺的知晓率却很低,慢阻肺相关症状容易被忽视,大多数患者误以为是普通感冒,以致病情逐渐进展,患者错过最佳治疗时机,不仅会影响生活质量,一旦急性加重,需要急诊就诊甚至住院治疗,还会给患者和家属带来沉重的经济负担,因此社区老年人了解慢阻肺相关知识尤其重要。

慢阻肺的病因是由个体因素和环境因素相互作用的结果。某些遗传因素、年龄、气道高反应等个体因素与慢阻肺发病有关;吸烟、空气污染、职业粉尘、燃料烟雾、社会经济地位等环境因素也是慢阻肺的致病因素。其中,吸烟是慢阻肺最重要的环境因素,被动吸烟也会导致慢阻肺患病危险度增加。

慢阻肺的症状包括慢性咳嗽、咳痰、气短或呼吸困难、喘息和胸闷及相关并发症表现。咳嗽、咳痰通常为首发症状,通常表现为晨起和夜间阵发性刺激性咳嗽,咳痰多为少量黏液性白痰,急性加重时痰液变多且为脓性黄痰;气短或呼吸困难常为患者就诊的原因,起初仅发生在劳力时,随着病情进展,日常活动甚至休息时也会感到呼吸困难,慢阻肺的"标志性症状"是活动后呼吸困难;喘息和胸闷不是慢阻肺特异性表现,多见于重症和急性加重患者;若慢阻肺并发右心功能不全,可出现食欲下降、腹胀、下肢或全身肿胀。

肺功能检查是慢阻肺诊断和严重程度分级的金标准,吸入支气管舒张剂后,$FEV_1/FVC < 70\%$ 表明存在持续的气流受限。肺功能检查是无创、安全的。有慢性咳嗽、咳痰、长期吸烟或二手烟暴露者及有慢阻肺家族史者,应进行肺功能检查。

慢阻肺的治疗目标是减轻当前症状(包括缓解呼吸系统症状、改善运动耐量和健康状况)和降低未来风险(如预防疾病进展和加重、降低死亡率)。慢阻肺可防可治,首先是健康教育,医务人员可通过健康科普讲座、微信公众号、宣传单等形式普及慢阻肺相关知识,提高患者对慢阻肺的认识和自我疾病管理能力,配合临床诊疗,维持病情稳定,减少并发症,提高生活质量。其次是药物治疗,常见药物包括支气管舒张剂、吸入糖皮质激素、祛痰药、抗生素等,具体药物选择需要根据患者病情决定。最后是非药物治疗,包括戒烟、减少污染空气暴露、氧疗、疫苗接种、内科介入和外科干预等。

二、用药指导

慢阻肺用药需要根据患者的症状轻重、病情加重的风险高低以及治疗反应或者药物不良反应个体化选择用药,千万不能自己去买药。

（一）稳定期治疗

① 戒烟；② 支气管扩张药；③ 祛痰药；④ 糖皮质激素；⑤ 长期家庭氧疗。

（二）急性加重期治疗

急性加重是指咳嗽、咳痰、喘息比平时加重或痰量增加或出现黄脓痰。

① 确定急性加重期的原因及病情严重程度,最多见的是细菌或病毒感染；② 根据病情严重程度决定门诊或住院治疗；③ 支气管舒张药；④ 低流量吸氧；⑤ 抗生素；⑥ 糖皮质激素；⑦ 祛痰药。

三、常见问题解析

（一）如何预防慢阻肺

（1）戒烟：戒烟能够有效预防慢阻肺的发生以及发展。

（2）减少或尽量避免接触有害颗粒或气体,在重度污染的天气应减少外出。

（3）锻炼身体，提高免疫力，注意保暖，避免受凉或感冒。

（4）定期做肺功能监测：有慢阻肺高危因素的人群应该定期做肺功能监测，早发现、早诊断、早治疗。

（二）肺功能检查前需要注意些什么

（1）检查前 2 小时不要进食，检查前 4 小时不要喝酒。

（2）检查前不要剧烈运动。

（3）检查当天不要吸烟。

（4）如果在服用药物，要提前和医生说，特别是治疗哮喘或者慢阻肺的药物，一般来说是需要停药一段时间的。如沙丁胺醇吸入剂，建议检查前停用 6 小时；含有长效的气管扩张剂（如布地奈德福莫特罗粉吸入剂），建议停用 24 小时。

（陆　真）

第二节　冠心病用药指导及常见问题解析

一、概述

冠状动脉粥样硬化性心脏病，简称冠心病，指冠状动脉粥样硬化使管腔狭窄或闭塞导致心肌缺血、缺氧或坏死而引发的心脏病。冠心病最常见于中老年人，由于我国人口老龄化逐步加重，我国冠心病发病和死亡人数持续增加。冠心病发病率一般以心肌梗死发病率为代表，一项国际合作研究显示，2016 年中国心肌梗死的发病人数约 400 万，预计 2030 年心肌梗死年发病

人数将达到 610 万左右。因此社区老年人了解冠心病相关预防
和治疗知识尤为重要。

冠心病根据发病特点和治疗原则分为慢性心肌缺血综合征
和急性冠状动脉综合征。慢性心肌缺血综合征主要表现为胸
痛、胸闷,持续数分钟或含服硝酸甘油等硝酸酯制剂可缓解。急
性冠状动脉综合征胸痛更剧烈、持久,常有濒死感,伴呼吸困难、
大汗、呕吐,甚至晕厥、心脏骤停。但是部分冠心病患者的心绞
痛症状不典型,可以表现为上腹痛、喉咙发紧、饱餐后或情绪激
动后出现牙痛等,如果出现这些症状,都要怀疑是冠心病心绞痛
发作,即使这些症状消失了,也建议到医院就诊,明确诊断。

二、用药指导

冠心病常用的药物包括四大类:抗血栓药物、调整血脂药
物、减轻心绞痛症状药物和改善预后药物。

（一）抗血栓药物

包括我们最熟悉的阿司匹林、氯吡格雷和替格瑞洛等,这些
药物能减少血小板聚集,从而减少血栓形成,一旦确诊冠心病,
要在医生指导下长期服用。

（二）调整血脂药物

主要是他汀类,冠心病患者要将血脂控制在目标范围以下,
尤其是低密度脂蛋白。如果服用他汀类后血脂达标,可加用依
折麦布等。若口服他汀类不耐受,可考虑服用中成药血脂康降
低血脂。

（三）减轻心绞痛症状药物

主要有硝酸酯类、钙离子拮抗剂和 β 受体阻滞剂。常见

的有单硝酸异山梨酯缓释片、氨氯地平或非洛地平、倍他乐克等药物。这些药物能够扩张冠状动脉、控制心率,减轻心绞痛症状。

（四）改善预后药物

包括血管紧张素转换酶抑制剂或血管紧张素Ⅱ受体拮抗剂,通俗地讲,就是普利类和沙坦类。这类药物改善患者预后,预防心血管事件再次发生。普利类常见药物有依那普利、贝那普利和福辛普利等,沙坦类常见药物有氯沙坦、缬沙坦和替米沙坦。沙坦类无咳嗽等不良反应,另外,控制血压、血糖在冠心病的治疗中也十分重要。

三、常见问题解析

（一）哪些人容易得冠心病

抽烟、高血压、高血脂、肥胖、有冠心病家族史人群易患冠心病。

（二）早期如何发现冠心病

出现以下症状要警惕。

（1）左前胸区闷痛、紧缩样疼痛或胸闷,特别是在劳累、饱食、寒冷和排便用力时,都会有这种症状。

（2）经常性心律不齐,并且容易心慌、心悸,特别是平躺时会出现胸闷、呼吸困难症状,坐起来或垫高枕头有所缓解。

（3）出现牙痛,特别是在运动之后尤其明显,休息后有所缓解。

（三）如何确诊冠心病

应该去正规的医院心内科就诊,医生会根据病情安排检查,例如心电图、动态心电图、心脏超声、冠状动脉 CT 或者直接做冠状动脉造影。目前,冠状动脉造影是冠心病诊断的金标准。得了冠心病不要紧张,冠心病是中老年人常患的一种疾病,可防可治。记住一定要及时就医,规范服药,定期复查。

（四）如何预防冠心病

除了严格控制血压、血脂、血糖、体重等危险因素,还需要从以下几个方面做起。

（1）饮食:低盐低脂饮食,每日盐摄入量不超过 6 g,平时应该少吃高脂食物,多吃新鲜蔬菜、水果。

（2）运动:每周 3～4 次有氧运动,每次不少于 30 分钟,例如快走、慢跑、游泳。

（3）生活方式:生活规律,心情放松,戒烟限酒,注意保暖。

（五）他汀类药物是降脂药,血脂正常患者为什么也要服用

他汀类药物不仅有降低有害胆固醇的作用,还有稳定动脉粥样硬化斑块、延缓斑块进展的作用。所以,不管血脂水平如何,冠心病患者都需要长期服用他汀类药物。

（六）胸闷、胸痛很久没发作了,可以停药吗

如果没有特殊情况,冠心病患者需要终身服用抗血小板类药物(阿司匹林、氯吡格雷等)和他汀类药物。口服小剂量的阿司匹林(100 mg/d)可以抗血小板凝集,减少冠脉内血栓形成概率,预防冠心病加重导致心肌梗死以及其他严重心脏并发症,如果没有严重不良反应,应该终身服用。

（陆 真 李 辉）

第三节　心律失常用药指导及常见问题解析

一、概述

心律失常是指心脏冲动的频率、节律、起始部位、传导速度或激动次序的异常。心律失常不是单一的疾病，而是一组疾病的总称，它可单独发病，也可与临床其他疾病伴发。轻者无明显症状，仅在检查中发现，重者可出现突然晕厥，甚至猝死。

心律失常最常见于有心脏基础疾病的患者，例如冠心病、高血压性心脏病、心肌病、心肌炎和风湿性心脏病等。许多身体健康的人因运动、情绪变化和睡眠障碍等引起的心律失常也不少见，基因突变、药物毒性作用、酸碱失衡、电解质代谢紊乱、神经与体液调节功能失调等也可导致心律失常，部分病因不明。

心律失常的常见症状包括心慌、胸闷、头晕、眼前发黑、晕厥等。如果有心跳不规律甚至停跳感，漏跳一下后感觉胸闷，常常见于期前收缩（又称早搏）。若感觉心跳不规则、忽快忽慢，可能是心房颤动（简称房颤）。

心律失常根据发生部位、机制及频率不同，有不同的分类方法。按发生部位分为室上性（包括窦性、房性、房室交界性）心律失常和室性心律失常两大类；按发生机制分为冲动形成异常和冲动传导异常两大类；按发生的频率快慢分为快速型与缓慢型两大类。临床上常以心率快慢进行分类。

常见的缓慢型心律失常（心率＜60次/分）包括：窦性心动

过缓、窦性停搏、病态窦房结综合征(简称病窦)、窦房传导阻滞(Ⅰ度、Ⅱ度、Ⅲ度)。

常见的快速型心律失常(心率＞100 次/分)包括：早搏、窦性心动过速、房性心动过速(心房扑动、心房颤动)、室上性心动过速、室性心动过速(心室扑动、心室颤动)等。

心律失常是否需要治疗,除了关注是否有基础心脏病及严重程度,还要看自觉症状的轻重。由于失眠、运动、情绪紧张引发的早搏,可能不需要药物干预,通过休息或调整情绪就能治疗。但是,如果出现头晕、心慌甚至晕厥等症状,就需要及时到医院,根据医生的建议行相关检查,根据具体情况及检查结果采取相应的治疗措施。目前临床上针对心律失常,主要有药物治疗和非药物治疗。抗心律失常药物有四大类,医生会根据病情进行选择。非药物治疗有心脏起搏器、射频消融、电复律和外科手术治疗等。

二、用药指导

社区老年人常用的抗心律失常药物及注意事项如下。

(一) β受体阻滞剂

(1) 代表药物为美托洛尔。主要用于房颤、心房扑动(简称房扑)控制心室率及室性心动过速。

(2) 老年人应用注意事项：① 缓慢性心律失常的老年人不用或慎用;② 有哮喘、阻塞性肺病及糖尿病的老年人需慎用或忌用;③ 心衰急性发作、低血压及心肌梗死的老年人避免使用;④ 初始剂量宜小,然后逐渐加量;⑤ 不可突然停药,需逐渐减量直至停药。

（二）胺碘酮

（1）胺碘酮可用于房性心动过速（简称房速）、房扑、房颤、室性心律失常。

（2）老年人应用注意事项：① 基础血压偏低者、甲状腺功能障碍者（甲减、甲亢）慎用；② 急性心衰时禁用；③ 可使地高辛、华法林作用增强，故合用时需减量；④ 长期使用，肺纤维化的发生率约 1％，当服药期间出现活动后气短、干咳、乏力时需要注意。

（三）心律平（普罗帕酮）

（1）心律平用于房扑、房颤及室上性心动过速。

（2）老年人应用注意事项：① 治疗室上性心律失常的有效率为 90％，室早疗效达 80％；② 心衰者慎用；③ 可增加地高辛、华法林血药浓度，合用时应注意调整药物剂量；④ 有致缓慢性心律失常作用，病窦、房室阻滞、缓慢心律失常的老年人慎用或忌用。

三、常见问题解析

（一）房早需要治疗吗

房性期前收缩（简称房早）通常无须治疗，因情绪紧张、焦虑、剧烈运动、吸烟、饮用咖啡引起的房早，可以通过调节情绪、改善生活方式治疗。如果房早症状明显或诱发其他快速性心律失常时，应积极治疗。

（二）房早需要定期检查吗

如果房早合并器质性心脏病，是需要定期到医院检查的，如果患者没有胸闷、心悸等不适症状可每半年检查一次，检查项目包括心电图和 24 小时动态心电图（评估 24 小时房早出现的次数及是否新房扑、房颤等快速性心律失常）、心脏彩超（评估心脏的结构和功能）。

（三）心电图检查偶然发现房颤，但没有心慌、胸闷等不适症状，需要治疗吗

需要。房颤是常见的心律失常，年龄越大，房颤发生风险越高，大部分患者有心慌、胸闷、乏力、气促等症状，但部分患者无任何症状，仅在体检时发现。房颤最主要的危害是血栓形成和栓塞，研究显示，房颤患者发生脑卒中的风险约是正常人的 5 倍。房颤反复发作不仅会降低患者生活质量，还会诱发或加重心衰、心肌梗死、老年痴呆等不良后果。所以，即使没有任何症状也要早期干预，积极治疗，预防心衰、脑卒中等并发症。

（四）房颤的治疗方法有哪些

房颤的治疗原则是治疗房颤的危险因素和合并疾病，恢复或维持窦性心律，控制心室率及预防血栓栓塞或脑卒中并发症。根据患者的病情及并发症有不同的治疗方法，主要包括以下三个方面。

（1）恢复窦律。对新发房颤或阵发性房颤患者，在保证患者安全及能耐受的情况下，应尝试使用药物、电复律或消融手术恢复和维持窦性心律。由于药物转律成功率低，转律后需要长期药物维持，且多数药物副作用大、费用高，患者常难以坚持。电转律适用于血流动力学不稳定（如心跳过快、血压低甚至休克时）。导管消融手术治疗安全性好，成功率高，创伤小，80％左右的房颤可以治愈，较多患者可以接受。

（2）控制心室率。如果不能恢复窦性心律，应用药物减慢心室率，降低房颤引起的心脏并发症，常用药物如倍他乐克、洋

地黄、胺碘酮。

（3）抗凝治疗。有效的抗凝治疗是预防和降低房颤相关脑卒中及血栓栓塞事件发生的关键。房颤患者心房中容易形成血栓，一旦血栓脱落，很可能会堵塞重要脏器，如脑栓塞，所以要根据血栓风险评分及出血风险评分情况选择对应抗凝治疗药物。常用的药物是华法林、利伐沙班、达比加群等。

（陆　真　李　辉）

第四节　高血压用药指导及常见问题解析

一、概述

在我国，高血压的定义是在未使用降压药物的情况下，诊室收缩压≥140 mmHg 和（或）舒张压≥90 mmHg。长期高血压可引起重要脏器（如心、脑、肾）损害，最终导致这些器官功能衰竭，因此早发现、早诊断、早治疗高血压十分重要。但是我国高血压存在"三高"和"三低"的特点，即发病率、致残率和致死率高，知晓率、治疗率和控制率低。

高血压分原发性高血压和继发性高血压。原发性高血压是指没有明确原因引起的高血压，大多是遗传因素和环境因素相互作用导致的。继发性高血压是可以找到确定原因的，如内分泌系统疾病（原发性醛固酮增多症、甲状腺功能亢进）、肾脏疾病（肾小球肾炎、肾动脉狭窄）等引起的血压升高，约占 5%，可通过治疗这些疾病根治或改善高血压。一旦怀疑高血压，一定要到正规医院诊治,由专业的医生鉴别是原发性还是继发性高血压。本文主要讨论原发性高血压。

高血压常见症状有头晕、头痛、疲劳等,但是早期症状不典型,大多数是在体检测量血压或者伴有心、脑、肾等并发症时被发现。

原发性高血压目前无根治方法,治疗高血压的目的是控制血压平稳,减少或延缓高血压心脑血管等并发症的发生。各种心血管危险因素是互相关联的,高血压治疗除了生活方式干预和降压药物治疗,还应该兼顾对心血管危险因素的控制。

二、用药指导

高血压目前一线降压药物包括钙通道阻滞剂、β受体阻滞剂、利尿剂、血管紧张素转化酶抑制剂和血管紧张素Ⅱ受体拮抗剂。

（一）钙通道阻滞剂

即"地平"类,药品名称最后是"地平",代表药物有氨氯地平、硝苯地平、非洛地平等,这类药物长效且安全,适合几乎所有患者,老年患者尤其适用。最常见副作用为下肢水肿,若服用地平类药物后出现下肢水肿要考虑药物不良反应可能。

（二）β受体阻滞剂

即"洛尔"类,药品名称最后是"洛尔",代表药物有美托洛尔、比索洛尔等,这类药物会降低心率,适合高血压合并冠心病、慢性心衰和快速型心律失常的患者。常见副作用是心率降低,故服用这类药物需要监测心率,若发现心率低于 45 次/分,要及时到医院就诊,听从医生的指导减量或调整药物,切不可自行停药。

（三）利尿剂

常见药物有氢氯噻嗪、呋塞米、螺内酯。可单独使用或与其他药物合用,适合高血压合并肢体水肿和心衰患者。常见副作用是尿酸升高和血钾改变(如低钾血症、高钾血症),故高尿酸血症患者不适用,服用利尿剂需定期监测血钾。

(四)血管紧张素转化酶抑制剂

即"普利"类,药品名称最后是"普利"。代表药物有卡托普利、依那普利、贝那普利等。适合高血压合并肾脏病、糖尿病的患者。常见副作用是干咳。

(五)血管紧张素Ⅱ受体拮抗剂

即"沙坦"类,药品名称最后是"沙坦"。代表药物缬沙坦、氯沙坦、厄贝沙坦。同"普利"类一样,适合高血压合并肾脏病、糖尿病的患者。若服用"普利"类出现干咳,可以换成"沙坦"类药物。

三、常见问题解析

(一)测量血压高就是高血压吗

不一定。高血压的诊断需要 3 次以上非同日收缩压≥140 mmHg 和(或)舒张压≥90 mmHg。如果既往没有高血压,在家一次测得血压升高,需要接下来几日再次测量 2 次以上,若均超过 135/85 mmHg,最好是到医院就诊,明确是否有高血压及高血压的类型。还有一种特殊类型高血压,即"白大衣高血压",在家自测血压不高,到医院见到医生测量诊室血压升高,这种情况需要完善 24 小时动态血压来明确诊断。

(二)在家如何测量血压

对于初次诊断高血压或者血压不稳定的患者,建议每日测血压;血压控制平稳的患者可每周 1 日测血压。测血压最好 1

日 2 次,一次是在早晨起床后、服用降压药前,另外一次在睡前。初次测血压应测量左右上臂血压,以后以读数较高的一侧上臂测量,大多数人是右侧上臂血压高于左侧,所以选右侧上臂血压进行测量。测量血压前 30 分钟不要抽烟、喝酒、喝茶、喝咖啡、剧烈运动,测血压前排空小便,心情放松,休息至少 5 分钟,测量血压时取坐位,上臂和心脏在同一水平上,袖带下缘距离肘窝约 2 指,衣服不要塞入袖带,袖带松紧度以放入 2 手指为宜。每次测血压至少 2 遍,间隔 1～2 分钟,取平均值。

（三）电子血压计测量血压准吗

研究显示水银血压计和电子血压计测量血压准确性没有差别,而且我国目前推荐电子血压计,建议使用上臂式的,并且将逐渐淘汰水银血压计。但是前提是电子血压计一定是要购买正规厂家生产的,而且每年需要校准一次,保证血压计测量的准确性,因此在购买电子血压计时可以向店家咨询如何给血压计校准,尽量购买可以售后校准的。

（四）得了高血压一定要服药吗

不一定。初次诊断高血压,血压在 140～159/90～99 mmHg 范围内,且未合并其他心血管疾病,可先不服药。以生活方式干预为主,包括减少钠盐摄入（每人每日摄入降至 6 g 以下,一平盖啤酒盖食盐约为 6 g）、清淡饮食、控制体重（体重指数小于 24 kg/m², 男性腰围小于 90 cm, 女性腰围小于 85 cm）、戒烟限酒、运动、减轻心理压力等。生活方式干预 1～3 个月后血压仍超过 140/90 mmHg, 应考虑降压药物治疗。

（五）长期服用降压药会不会耐药？需要定期更换降压药吗

降压药不是抗生素,不会产生耐药性。一种降压药能维持血压平稳,且长期服用无不良反应,就应该坚持规律服用,无须更换,一旦有不良反应发生或不耐受,可咨询专业医生,听从医生建议调整降压药物。

（六）血压正常能停药吗

不能。血压正常是药物把血压降至正常的,如果突然停用降压药物,血压很可能会反跳升高引起脑血管意外。切记不要随意停用降压药,如果在家多次监测血压正常甚至偏低,可以咨询医生调整治疗方案。其实,大多数高血压患者都是需要终身服用降压药的,但是大可不必紧张,通过药物和生活方式干预,血压基本都能控制在目标范围内,也可以健康长寿。

（陆　真　李　辉）

第五节　幽门螺杆菌感染用药指导及常见问题解析

一、概述

幽门螺杆菌（简称 Hp）是一种生存力及传染力极强的细菌,是目前发现的唯一能够在胃里生存的细菌,可通过粪-口途径、口-口途径在人与人之间传播,全球幽门螺杆菌感染率高达50％,我国幽门螺杆菌感染率约为 50％～70％,感染率随着年龄增加而升高,幽门螺杆菌感染后可能引起胃炎、消化不良、消化性溃疡和胃癌等消化系统疾病,还与缺铁性贫血、自身免疫病、心血管疾病、脑血管疾病等胃肠道外疾病相关。

感染幽门螺杆菌后,有的人无明显症状,有的人会出现上腹痛、恶心、呕吐、反酸等消化道症状。可通过呼气试验、粪便抗原检测、血清抗体检查和胃镜下快速尿素酶试验检出幽门螺杆菌感染。如果查出幽门螺杆菌感染，并不是都需要根除治疗，但有以下情况一定要根治：消化性溃疡、胃黏膜相关淋巴组织淋巴瘤、早期胃癌接受内镜黏膜下剥离术或胃次全切除术者、幽门螺杆菌相关性胃炎或消化不良、胃增生性息肉、计划长期服用非甾体抗炎药（包括低剂量阿司匹林）、长期服用质子泵抑制剂、不明原因的缺铁性贫血、原发免疫性血小板减少症和维生素 B_{12} 缺乏。符合根除指征的均推荐接受治疗，推荐疗程 14 日的四联疗法，根除成功率达 90% 以上。停药至少 1 个月后行呼气试验复查，如果阴性，表示根除成功，成人根除后的 5 年再感染率<5%，但是还需要注意预防。

二、用药指导

根除 Hp，推荐四联疗法，即同时服用 4 种药物，一种药物是抑制胃酸的质子泵抑制剂（如奥美拉唑、雷贝拉唑、泮托拉唑等），另外包括两种抗生素（抗生素的选择有阿莫西林、克拉霉素、甲硝唑、呋喃唑酮、四环素、左氧氟沙星等），还有一种是铋剂（如枸橼酸铋钾），推荐根除治疗疗程为 14 日，质子泵抑制剂和铋剂建议饭前半小时口服，2 种抗生素建议餐后口服。具体每一种药物的剂量和疗程一定要在医生的指导下服用。

服药过程中的注意事项如下。

（1）遵医嘱服药，不要漏服或自行停药，否则根除治疗不但不会成功，可能还会产生幽门螺杆菌耐药菌株。

（2）治疗过程中，如果消化道症状好转，也要坚持服药。因为治疗的目的不是为了缓解消化道症状,而是为了根除幽门螺杆菌,所以必须坚持服药。

(3)根除治疗中,可能会出现腹泻、味觉障碍等副作用,一旦出现,请及时咨询医生。

(4)服药期间禁烟禁酒。

(5)治疗结束4周后到医院复查,复查前,要停用各种抗生素、清热解毒类中药1个月以上,抑酸剂、铋剂1周以上,避免出现假阴性。

三、常见问题解析

(一)什么是粪-口、口-口途径

粪-口途径就是幽门螺杆菌感染者的粪便中存在幽门螺杆菌,如果不注意手卫生,食物被污染,健康人食用了含幽门螺杆菌的食物,可以被传染。口-口途径就是幽门螺杆菌感染者的口腔中也可能存在细菌,一起吃饭、使用不洁餐具、母婴传播、唾液传播等都有可能传染幽门螺杆菌。

(二)如何预防幽门螺杆菌感染

(1)注意个人卫生,饭前饭后勤洗手,进餐时使用公筷,定期餐具消毒(幽门螺杆菌不耐高温,将餐具煮沸10~15分钟可以杀灭幽门螺杆菌)。

(2)饮食清淡,多吃新鲜蔬菜、水果,少吃辛辣刺激食物,忌暴饮暴食。

(3)禁止口对口喂食。

(4)锻炼身体,增强免疫力。

(5)戒烟禁酒。

（三）怀疑幽门螺杆菌感染，选哪种方式检测

首选^{13}C 或^{14}C 呼气试验，操作简便、准确性较高，半个多小时出结果。需要注意的是^{13}C 无放射性，^{14}C 有放射性，不推荐妊娠期、哺乳期妇女及儿童使用^{14}C。另外在进行呼气试验前需要注意：① 检查前当日空腹；② 检查前 2 周不要服用 PPI 类药物；③ 检查前 1 个月不要服用抗生素、铋剂和有抗菌作用的中药等。

（四）感染了幽门螺杆菌一定会得胃癌吗

不一定。胃癌的发生发展是很多种因素共同作用的结果。虽然幽门螺杆菌阳性率越高，患胃癌率越高，但是，幽门螺杆菌阳性并不是一定会发展成胃癌，研究显示大约只有 1％的感染者最终会发展为胃癌。

（五）家里有人查出幽门螺杆菌感染，需要隔离吗

不需要。因为成人之间的传染力有限，即使家人检测也发现感染了幽门螺杆菌，也不一定是你传染给他的，很可能是他在儿童时期已经感染了，只是现在才发现，所以不必焦虑。正确的建议是自己和家人早期都进行幽门螺杆菌检测，发现阳性，正确根除。

（六）幽门螺杆菌根治后还会复发吗

会。我国由于传统的进餐习惯，再次感染幽门螺杆菌很常见，所以，注意饮食卫生极其重要。进餐时可以实行分餐制，使用公筷。家族成员应同时检测和治疗幽门螺杆菌。

（陆　真）

第六节 糖尿病用药指导及 常见问题解析

一、概述

糖尿病是一组由多病因引起以高血糖为特征的代谢性疾病，是由于胰岛素分泌和（或）利用缺陷引起。长期碳水化合物以及脂肪、蛋白质代谢紊乱可引起多系统损伤，导致眼、肾、神经、心脏、血管等组织器官发生进行性病变、功能减退及衰竭；病情严重或应激时可发生急性严重代谢紊乱，如糖尿病酮症酸中毒、高血糖高渗状态等。我国是世界上糖尿病患者最多的国家，2020年中国居民营养与慢性病状况报告数据显示，我国成人糖尿病患病率为11.9%，患者人数高达1.25亿。但我国对于糖尿病的知晓率、治疗率和控制率仍然不高。

对于糖尿病的分型，目前采用世界卫生组织（WHO）1999年糖尿病的分型体系，将其分为4种类型，即1型糖尿病（因β细胞毁坏、引起胰岛素的绝对不足，分免疫介导性和特发性）、2型糖尿病［胰岛素抵抗和（或）胰岛素分泌障碍］、特殊类型糖尿病和妊娠期糖尿病。其中，2型糖尿病是临床最常见的类型，占糖尿病患者90%以上。

糖尿病的诊断标准如下：空腹血糖≥7.0 mmol/L（无典型糖尿病症状者，需另日复查确认）；或典型糖尿病症状（多饮、多尿、多食、体重下降）加上随机血糖≥11.1 mmol/L；或OGTT 2小时血糖≥11.1 mmol/L（无典型糖尿病症状者，需另日复查确认）；或糖化血红蛋白≥6.5％。

二、用药指导

糖尿病治疗的关键点：健康教育、自我血糖监测、饮食管理、规律运动、药物治疗，这"五驾马车"是必不可少的。

（一）健康教育

糖尿病本身并不可怕，可怕的在于长期血糖控制不佳后引起的并发症，包括糖尿病酮症酸中毒、糖尿病肾病、糖尿病视网膜病变、糖尿病心脑血管并发症（如动脉粥样硬化型冠心病、充血性心力衰竭、无症状脑卒中等）、糖尿病足等。在了解各类并发症的严重性后，对治疗糖尿病的积极性及依从性也就提高了。

（二）自我血糖监测

血糖控制的目标值是依循个体化原则，应在临床医师的指导下选择合适的目标值。

自测血糖首先要了解血糖仪的正确使用方式，其次就是选择合适的血糖监测时间点，具体可参考如下。

1. 餐前血糖　适用于血糖水平较高，或有低血糖风险时。

2. 餐后 2 小时血糖　适用于空腹血糖已获良好控制，但糖化血红蛋白仍不能达标者，以及需要了解饮食和运动对血糖影响者。

3. 睡前血糖　适用于注射胰岛素（特别是晚餐前注射胰岛素）患者。

4. 夜间血糖　适用于经治疗血糖已接近达标，但空腹血糖仍高者，或疑有夜间低血糖者。

5. 其他 出现低血糖症状时应及时监测血糖;剧烈运动前后宜监测血糖。

糖尿病患者自我血糖监测具有多种模式(表2-1)。

表2-1 糖尿病患者自我血糖监测的不同模式及检测意义

监测模式分类	血糖监测时点选择	检 测 意 义
基点血糖监测	早、晚餐前	观察一天血糖的两个基点,可为平常血糖监测模式,尤其每日2次注射预混胰岛素的患者
常用血糖监测点	三餐餐前+晚睡前	观察全天血糖的基础水平,有无低血糖风险
全天血糖监测点	三餐餐前+三餐后2小时+晚睡前	了解不同治疗状态下全天血糖变化情况
可选择的监测点	非同日轮换进行不同餐前和餐后2小时的配对血糖监测	了解不同餐次的饮食与降糖药的因果关系
必要时增加的点	凌晨2:00~3:00,或特殊需要时	了解凌晨有无低血糖,特殊情况时血糖变化
特殊情况选用	24小时连续动态血糖监测	详细了解血糖变化情况,用于新诊断时、血糖波动大、急症救治时,常规血糖检测对调整治疗有难度的患者

(三) 饮食管理

1. 首先需要计算理想体重

(1) 方法1:理想体重(kg)=身高(cm)-105。在此值±10%以内均属正常范围,低于此值20%为消瘦,超过20%为肥胖。

（2）方法 2：体重指数（BMI）＝体重/身高的平方（kg/m²）。BMI 18.5～23.9 kg/m² 为正常，＜18.5 kg/m² 属于消瘦，24.0～28.0 kg/m² 属于超重，≥28.0 kg/m² 为肥胖。

2. 计算总热量　根据理想体重和参与体力劳动的情况计算，每日所需的总热量＝理想体重×每千克体重需要的热量（表 2-2）。

表 2-2　不同体力劳动的热量需求表[kcal/(kg·d)]

劳动强度	举　　例	消瘦	正常	超重或肥胖
卧床休息	/	25～30	20～25	15
轻体力劳动	办公室职员、教师、售货员、简单家务，或与其相当的活动量	35	30	20～25
中体力劳动	学生、司机、外科医生、体育教师、一般农活，或与其相当的活动量	40	35	30
重体力劳动	建筑工、搬运工、冶炼工、重的农活、运动员、舞蹈者，或与其相当的活动量	45～50	40	35

3. 糖尿病饮食估算

（1）饮食略估法一。

1）主食：根据体力活动量来确定，每日至少三餐。休息 200～250 g/d（每日 4～5 两）、轻体力劳动 250～300 g/d（每日 5～6 两）、中体力劳动 300～400 g/d（每日 6～8 两）、重体力劳动>400 g/d(每日 8 两以上)。

2) 副食:蔬菜 300~500 g、奶及奶制品 300~500 g、动物性食品 120~200 g、大豆及坚果类 25~35 g、油 25~30 g、盐<5 g。

(2) 饮食略估法二。

1) 普通膳食:适用于体重大致正常,一般状况较好的患者。休息者每日主食 200~250 g(4~5 两),轻体力活动者 250 g(5 两),中体力活动者 300 g(6 两),消瘦或重体力活动者 350~400 g(7~8 两),动物性食品 120~200 g、油 25~30 g、蔬菜 300~500 g、盐<5 g。

2) 低热量膳食:适用于肥胖者。主食及副食按上述减少 10%以上,同时加强体育锻炼。

3) 高蛋白质膳食:适用于儿童、孕妇、乳母、营养不良、消耗性疾病者,主食总热量可比普通膳食增加 10%以上。动物性蛋白质增加 20%以上。

(四) 规律运动

运动时应遵循安全性、科学性、有效性、个体化,同时需要在医师指导下、结合实际情况选择适合自己的运动方式,但切忌不能为了放纵饮食,而盲目增加运动量的方式,运动的重点贵在坚持、量力而行。

(五) 药物治疗

在明确糖尿病的分型后,需要在内分泌科医师的指导下,根据自身条件,选择合适的用药方案。目前常见的口服降糖药物包括二甲双胍、胰岛素促泌剂(磺脲类和格列奈类药物)、α 糖苷酶抑制剂、噻唑烷二酮类、DPP-4 抑制剂、SGLT-2 抑制剂等;常见的胰岛素包括:门冬胰岛素、赖脯胰岛素、德谷胰岛素等。

三、常见问题解析

（一）我家里有人得糖尿病，那我是不是也会得糖尿病

父母如果是糖尿病患者，子女有可能存在基因缺陷，若不注意控制诱因，如肥胖、高热量饮食、缺少运动，可能导致糖尿病的发生。但如果做好了预防工作，消除上述诱因，也可以避免糖尿病的发生。

（二）糖尿病患者，是不是甜的东西都不能吃

糖尿病患者可以吃甜食，但需要避免大量进食升糖指数（GI）较高的食物。根据自身病情，控制总热量的摄入。如果一天内增加了甜食摄入，就需要适当减少今日碳水化合物等其他成分的摄入，使得血糖水平得到良好调控，因此并非一点甜食都不可以吃。

（三）医生建议我打胰岛素，但是别人说打胰岛素会上瘾，我应该打吗

胰岛素原本就是人体正常分泌的激素之一，也是人体唯一能够降低血糖的激素。胰岛素注射适用于 1 型糖尿病患者，同时 2 型糖尿病患者在经过生活方式和口服降糖药联合治疗 3 个月，若血糖仍未达到控制目标，应及时开始胰岛素注射治疗。

（四）年纪大了，运动不了，怎么办

可以先行饮食控制，三餐定时定量，除此以外减少"小零食"的摄入；另外在确保安全的前提下，可做一些简单的肢体活动。最后，可根据血糖监测结果调整用药方案。

（五）担心降糖药对肝肾有损害，怎么办

对于肝肾功能正常的糖尿病患者来讲，只要合理用药，并定

期复查肝肾功能,服用降糖药是不会对身体有害处的。但一定要在医生的指导下用药,不能因为看到别的糖友用这个药效果不错,自己也跟着使用。

（贾小敏）

第七节 高尿酸血症与痛风用药指导及常见问题解析

一、概述

高尿酸血症是指正常饮食状态下,非同日 2 次检测空腹血尿酸水平:男性＞420 μmol/L(7 mg/dl),女性＞360 μmol/L(6 mg/dl)。有相当一部分高尿酸血症患者可终身不出现关节炎等明显症状,称为无症状高尿酸血症。

痛风属于代谢性疾病,由于尿酸盐结晶沉积于关节、软组织和肾脏,引起关节炎、皮肤病变及肾脏损害等。

高尿酸血症和痛风是同一疾病的不同状态(表 2 - 3)。

表 2 - 3　高尿酸血症和痛风的疾病状态

阶 段		疾 病 状 态
临床前阶段	无症状高尿酸血症	高尿酸血症,不伴有关节炎等症状
	无症状单钠尿酸盐(MSU)沉积	有 MSU 沉积证据,但不存在痛风(可通过影像学或显微镜下证实 MSU 沉积)
	无症状高尿酸血症伴 MSU 沉积	高尿酸血症并 MSU 沉积,但不存在痛风

续　表

阶　段		疾病状态
临床阶段	痛风	由 MSU 沉积引起临床症状的疾病（包括痛风发作、慢性痛风性关节炎或皮下痛风石）
	痛风石性痛风	痛风伴至少一处皮下痛风石
	侵蚀性痛风	痛风伴至少一处痛风性骨破坏
病程阶段	初次痛风发作	痛风首次发作
	复发型痛风发作	1 次以上的痛风发作

痛风及高尿酸血症根据病因主要分为原发、继发两大类。后者包括：

1. **血液系统疾病**　如急慢性白血病、多发性骨髓瘤、红细胞增多症、溶血性贫血、淋巴瘤及多种实体肿瘤化疗时，由于细胞内核酸大量分解而致尿酸产生过多。

2. **各类肾脏疾病**　由于肾功能不全、肾小管疾病造成尿酸排泄减少而使血尿酸增高。

3. **服用某些药物**　常见药物有利尿剂（如氢氯噻嗪、呋塞米等）、复方降压片、抗帕金森病药物、小剂量阿司匹林（75～300 mg/d）、维生素 B_{12} 等。

4. **有机酸产生过多，抑制尿酸排泄**　如糖尿病酮症酸中毒、乳酸酸中毒、过度运动、饥饿、摄入酒精等。

二、用药指导

痛风及高尿酸血症治疗的总体目标：促进晶体溶解和防止晶体形成、控制症状，合理的综合治疗能提高患者生命质量，减少并发症的发生,改善预后。

改善生活方式是治疗痛风及高尿酸血症的核心,对所有痛风及高尿酸血症的患者都需要进行健康宣教。对于部分早期发现的患者,可尝试单纯的生活方式干预以达到治疗效果。

(一)非药物治疗

1. 健康教育

(1)避免发作诱因并保持生活规律、平稳:如应避免高嘌呤饮食、酒精、劳累等。

(2)尽量避免使用升高尿酸的药物。

(3)定期监测血尿酸水平。

(4)坚持服药监督以及对药物不良反应进行监测。

(5)监控血压、血糖、血脂等危险因素,并按照慢性病管理规范严格管理。

(6)心理支持、树立疾病治疗信心。

(7)提高患者依从性,定期随访,保持良好的沟通。

2. 饮食管理 虽然不能代替药物治疗,但可能减少药物剂量。建议每日饮水量维持在 2 L 以上,同时避免饮用含果糖饮料或含糖软饮料、果汁和浓汤;可以饮用水、茶或不加糖的咖啡。同时需要根据是否合并高血压、血脂异常、糖尿病,进行低盐、低脂、糖尿病饮食的宣教。

3. 严格控酒 《痛风及高尿酸血症基层诊疗指南(实践版·2019)》推荐,痛风急性发作期和慢性痛风石性关节炎的患者应避免饮酒。

4. 体重管理 所有痛风及高尿酸血症的患者需要合理控制体重,目标:BMI<24 kg/m²;男性腰围<90 cm,女性腰围<

80 cm。

5. 痛风性关节炎的运动 需在康复科医师指导下进行合理的康复训练。

（二）药物治疗

在治疗过程中，优先避免滥用抗生素、长效糖皮质激素，应在专科医师指导下，合理规范使用药物治疗，从而有效、长期控制血尿酸水平，减少痛风的反复发作；痛风急性发作时应积极抗炎，降尿酸过程中必要时联合预防发作的药物。

1. 急性痛风性关节炎的药物治疗 卧床休息，患肢制动，局部冷敷，并尽早（越早使用镇痛效果越好）给予药物控制炎症。秋水仙碱或非甾体抗炎药（NSAIDs）是痛风急性发作的一线治疗药物，需要尽早使用，若秋水仙碱和 NSAIDs 有禁忌证可考虑选择糖皮质激素。注意药物使用的禁忌及预防不良反应。

2. 降尿酸药物治疗 降尿酸药物包括：抑制尿酸合成药物（代表药物为别嘌醇和非布司他）、促尿酸排泄药物（代表药物为苯溴马隆）。接受促尿酸排泄药物治疗时常常联合碳酸氢钠以碱化尿液，减少肾结石发生。

所有降尿酸药物应从小剂量起始，每 4 周左右检测血尿酸，血尿酸目标水平为血尿酸水平 < 360 μmol/L。对于痛风石、慢性关节病等痛风患者，血尿酸水平 < 300 μmol/L。长期治疗的过程中，不建议血尿酸 < 180 μmol/L。定期（3～6 个月）检测血尿酸水平，血尿酸稳定在正常水平时可逐渐减量。急性发作不调整已用降尿酸药物剂量，必要时可联合小剂量抗炎药物预防发作。

三、常见问题解析

（一）尿酸高，在饮食上应该怎么选择

高尿酸血症和痛风患者的饮食建议如下。

1. **避免摄入**　动物内脏；甲壳类；浓肉汤和肉汁；酒（急性发作期和慢性痛风石者）。

2. **限制摄入**　红肉；鱼；含果糖和蔗糖的食品；酒（尤其是啤酒和烈性酒），酒精总量：男性不宜超过 28 g/d，女性不宜超过 14 g/d。

3. **鼓励摄入**　脱脂或低脂奶制品（300 ml/d）；鸡蛋每日 1 个；新鲜蔬菜 500 g/d；低生糖指数谷物（粗粮、豆类），饮水＞2 000 ml/d（包括茶和不含糖的咖啡）。

（二）痛风得了是不是就不能运动了

如果是处在痛风急性发作期，确实不能运动，需要以休息为主，中断锻炼，有利于炎症消退；但如果处于痛风非急性期，是建议运动锻炼的，因为运动锻炼是高尿酸血症和痛风患者的非药物治疗措施之一。运动需要遵循以下原则。

（1）高尿酸血症患者建议规律锻炼。

（2）痛风患者的运动应从低强度开始，逐步过渡至中等强度，避免剧烈运动，因为剧烈运动可使出汗增加，血容量、肾血流量减少，尿酸排泄减少，甚至可以诱发痛风发作。

（3）运动次数以每周 4～5 次为宜，每次 0.5～1 小时。可采取有氧运动，如慢跑、太极拳等。

（4）运动期间或运动后，应适量饮水，促进尿酸排泄。避免快速大量饮水，以免加重身体负担。因低温容易诱发痛风急性发作,运动后应避免冷水浴。

（5）对有心血管、肺部基础疾病者,应适度降低运动强度和缩短运动时间。

（贾小敏）

第八节　甲状腺功能减退用药指导及常见问题解析

一、概述

甲状腺功能减退,简称甲减,是由于甲状腺激素合成和分泌减少或组织作用减弱导致的全身代谢减低综合征。

99％以上的甲减为原发性甲减,仅不足 1％的病例为促甲状腺素（TSH）缺乏引起。根据病变发生的部位,可将甲减分为：原发性甲减、中枢性甲减、甲状腺激素抵抗综合征。其中,原发性甲减多由自身免疫性（桥本）甲状腺炎、甲状腺放射性碘治疗或甲状腺手术导致。根据甲状腺功能减退的程度,可将甲减分为临床甲减和亚临床甲减。

甲减的症状主要表现为代谢率减低和交感神经兴奋性下降。早期轻者可无特异性症状,典型患者可表现为易疲劳、畏寒、乏力、体重增加、行动迟缓、记忆力、注意力和理解力减退、嗜睡、食欲减退、腹胀、便秘、肌肉无力、关节疼痛等。育龄期女性会出现月经周期紊乱或月经过多、不孕等;重症患者可发生黏液性水肿昏迷。

甲减的体征有面色苍白、眼睑和（或）颜面水肿、唇厚舌大、毛发稀疏、神情淡漠,称为甲减面容。皮肤干燥粗糙,皮温降低,由于高胡萝卜素血症,手脚掌皮肤可呈姜黄色。少数患者双下肢胫骨前方黏液性水肿,压之无凹陷;累及心脏可出现心包积液和心力衰竭;肠鸣音减弱,部分患者可出现麻痹性肠梗阻。

甲减的诊断标准如下。

(1)甲减的症状和体征。

(2)血清 TSH 增高,TT_4、FT_4 降低,原发性甲减即可诊断。

(3)血清 TSH 增高,TT_4、FT_4 和 TT_3、FT_3 正常,为亚临床甲减。

(4)血清 TSH 减低或正常,TT_4、FT_4 降低,考虑中枢性甲减,需进一步寻找垂体和下丘脑的病变。

(5)如 TPOAb 和(或)TgAb 阳性,可考虑甲减的病因为自身免疫性甲状腺炎。

(TSH:血清促甲状腺素;TT_4:总甲状腺素;FT_4:游离甲状腺素;TT_3:总三碘甲状腺原氨酸;FT_3:游离三碘甲状腺原氨酸;TPOAb:血清甲状腺过氧化物酶抗体;TgAb:甲状腺球蛋白抗体)

二、用药指导

原发性临床甲减的治疗目标是症状和体征消失,血清 TSH、TT_4、FT_4 维持在正常范围。继发于下丘脑和垂体的甲减,以血清 TT_4、FT_4 达到正常范围作为治疗的目标。

治疗甲减的药物主要是甲状腺激素类,目前首选左甲状腺素(L-T4)单药替代治疗,多需终生服药。L-T4 治疗剂量取决于甲减的程度、病因、年龄、特殊情况、体重和个体差异。

成人 L-T4 替代剂量按照标准体重计算为 $1.6 \sim 1.8$ $\mu g/$ $(kg \cdot d)$，儿童约为 2.0 $\mu g/(kg \cdot d)$，老年人约为 1.0 $\mu g/(kg \cdot d)$，甲状腺癌术后约为 2.2 $\mu g/(kg \cdot d)$，妊娠时替代剂量需要增加 $20\% \sim 30\%$。

服用 L-T4 需每日 1 次，可在早餐前半小时至 1 小时服用或睡前服用。与一些特殊药物（如铁剂、钙剂）等和食物（如豆制品）等的服用间隔应大于 4 小时，以免影响药物的代谢和吸收。

L-T4 替代治疗后 $1 \sim 2$ 月需监测 TSH，治疗达标后，需每半年到一年复查 1 次，或根据临床需要决定监测频率。原发性甲减根据 TSH 水平调整 L-T4 剂量，治疗目标遵循个体化原则。中枢性甲减根据 TT_4、FT_4 水平调整治疗剂量，而非 TSH 水平。替代治疗过程中，要注意避免用药过量引起临床或亚临床甲状腺功能亢进症。

三、常见问题解析

（一）什么样的人容易得甲减

甲减高危人群筛查如下。

（1）有自身免疫病者或一级亲属有自身免疫性甲状腺疾病者。

（2）有颈部及甲状腺的放射史，包括甲亢的放射性碘治疗及头颈部恶性肿瘤的外放射治疗者。

（3）既往有甲状腺手术或功能异常史者。

（4）甲状腺检查异常者。

（5）患有精神性疾病者。

（6）服用胺碘酮、锂制剂、酪氨酸激酶抑制剂等药物者。

（7）有恶性贫血或高催乳素血症者。

（8）有心包积液或血脂异常、肥胖症（BMI＞40 kg/m²）者。

（9）计划妊娠及妊娠早期（＜8周）的妇女、不孕妇女。

对上述有甲减倾向的高危人群建议定期随访血清 TSH。计划妊娠及妊娠早期（＜8周）的妇女还应检测 FT_4 和甲状腺自身抗体。

（二）所有人的左甲状腺素治疗剂量可以直接按上述标准来算吗

并不是的。起始药物剂量和达到完全替代剂量所需时间，是需要根据患者的年龄、心脏状态、特定状况来确定的。年轻体健的成年人可以完全替代剂量起始；大于 50 岁的患者在服用左甲状腺素前，需要常规检查心脏功能状态。一般从每日 25～50 μg 开始，每 3～7 日增加 25 μg，直至达到治疗目标。老年人、有心脏病者应从小剂量起始，如 12.5 μg/d，缓慢加量，每 1～2 周增加 12.5 μg。妊娠妇女则应完全替代剂量起始或尽快增至治疗剂量。

（贾小敏）

第九节　甲状腺结节用药指导及常见问题解析

一、概述

甲状腺结节是正常甲状腺组织中出现的局限性肿块，它可以是无功能性的（"冷结节"），也可以是有功能的（自主结节），不伴有("热结节")或伴有甲状腺激素分泌增多(毒性结节)。甲状腺结节是最常见的甲状腺疾病之一。甲状腺超声作为常规的检查项目,大大提高了甲状腺结节的罹患率。甲状腺结节的分类及病因如下(表2-4)。

表2-4 甲状腺结节的分类及病因

分　类	病　　　因
增生性结节性甲状腺肿	碘摄入量过高或者过低、食用导致甲状腺肿的物质、服用导致甲状腺肿的药物以及甲状腺激素合成酶缺陷等
肿瘤性结节	甲状腺良性肿瘤,或者是一些恶性肿瘤,如甲状腺乳头状癌、滤泡细胞癌、髓样癌、未分化癌、淋巴瘤等以及转移癌
甲状腺囊肿	结节性甲状腺肿、腺瘤退行性变、陈旧性出血伴囊性变、甲状腺癌囊性变、先天性的甲状腺骨囊肿、第四鳃裂残余导致的囊肿
炎症性结节	急性化脓性甲状腺炎、亚急性化脓性甲状腺炎、慢性淋巴细胞性甲状腺炎均可出现结节;极少数情况下,甲状腺结节还可以为结核或者梅毒所致

二、用药指导

诊治甲状腺的关键是鉴别良性、恶性。在确认存在甲状腺结节后,应鉴别其良性、恶性。

病史与体格检查意义重大。中老年人的甲状腺癌发病率较年轻人更高,尤其是未分化癌,发病多在60岁以上。性别与甲状腺的病理类型有关,如乳头状甲状腺癌多发于年轻女性,髓样癌与未分化癌多发于男性。甲状腺肿瘤有明显的家族遗传性,所以对其家族史的询问也是必不可少的。

目前评价甲状腺结节最敏感的方法是超声检查结合彩色多普勒血流成像技术。甲状腺结节良、恶性结节超声检查的鉴别如下(表2-5)。

表2-5 甲状腺结节超声检查声像图的鉴别

鉴别要点	结 节 分 类	
	良 性 结 节	恶 性 结 节
个数	多发病灶	单发病灶
边缘	病灶周边有完整"晕环"	病灶形态欠规则,边界欠清晰
回声	病灶形态规则,边界清晰,内部回声均匀	内部不均匀回声
钙化类型	有粗大钙化影像	有细沙粒样钙化像
血流情况	血流丰富程度多数为Ⅰ级或Ⅳ级,血流分布多数为Ⅰ型	血流丰富程度多数为Ⅱ级或Ⅲ级,血流分布多数为Ⅱ型
血流阻力指数;血流峰值速度	血流阻力指数>0.6;血流峰值速度<12 cm/s	结节内血流丰富,血流阻力指数>0.8,血流峰值速度>25 cm/s
与周围组织关系	/	边界不整或包膜疑有浸润,与颈前肌粘连,颈部淋巴结肿大

甲状腺放射性核素扫描对诊断有一定的指导意义,因为良性结节的摄碘率多在正常范围内,而大约90%的甲状腺癌患者摄碘功能低下。根据甲状腺结节对放射性核素摄取的情况可将

结节分为以下 4 种类型：① 热结节：多见于滤泡型腺癌、毒性腺瘤；② 温结节：多见于腺瘤、结节性甲状腺肿；③ 凉结节：甲状腺囊肿最多见，其次为甲状腺癌、淋巴细胞性甲状腺炎、慢性纤维性甲状腺炎；④ 冷结节：单个实质性甲状腺肿瘤，约 50% 有癌变的可能。但甲状腺放射性核素扫描估计甲状腺结节良恶性是有局限性的，临床上仍需要结合其他检查、指标进行综合分析与评估。

超声引导下的甲状腺细针穿刺细胞学检查（US - FNA）在甲状腺结节良恶性的鉴别中愈来愈受到重视。US - FNA 是病理诊断，但该检查是细胞水平的检查，而非组织水平的检查，缺乏对整体组织结构的了解，且因抽吸的局限性及其过程可能破坏正常组织细胞结构形态，所以同样需要结合其他检查综合分析。

甲状腺癌确诊后，一般均需手术治疗。手术治疗后的处理主要是放射性碘和甲状腺激素抑制治疗。甲状腺癌患者通常服用甲状腺激素（首选 L - T4）替代抑制 TSH。

三、常见问题解析

（一）发现甲状腺结节后，可以直接选择手术切除吗

不可以。甲状腺是人体最大的内分泌腺，切除后需要终身服用甲状腺激素替代治疗，否则会引起甲减，对人体各系统都会产生影响。不建议良性结节选择手术切除方式治疗，可以定期随访。

（二）甲状腺癌术后切除，就"一劳永逸"了吗

不是的。术后患者应每 3～6 个月进行一次详细检查，其中包括甲状腺功能检查、甲状腺球蛋白测定及颈部超声检查，如果

患者在随访中发现甲状腺球蛋白水平逐渐升高,或者疑有分化型甲状腺癌复发,建议行进一步检查,明确有无复发。

(贾小敏)

参考文献

［1］ 葛均波,徐永建.内科学[M].8版.北京：人民卫生出版社,2013.

［2］ 国家卫生计生委合理用药专家委员会,中国药师协会.冠心病合理用药指南[J].2版.中国医学前沿杂志(电子版),2018,10(6)：1-130.

［3］ 王增武.老年心血管病多学科诊疗共识[J].中国合理用药探索,2022,19(11)：1-32.

［4］ 中华医学会,中华医学会杂志社,中华医学会全科医学分会,等.早搏基层诊疗指南(2019年)[J].中华全科医师杂志,2020,19(7)：561-566.

［5］ 中华医学会心电生理和起搏分会,中国医师协会心律学专业委员会,中国房颤中心联盟心房颤动防治专家工作委员会.心房颤动：目前的认识和治疗建议(2021)[J].中华心律失常学杂志,2022,26(1)：15-88.

［6］ 中华医学会呼吸病学分会慢性阻塞性肺疾病学组,中国医师协会呼吸医师分会慢性阻塞性肺疾病工作委员会.慢性阻塞性肺疾病诊治指南(2021年修订版)[J].中华结核和呼吸杂志,2021,44(3)：170-205.

［7］ 薛建华,俞海萍.幽门螺杆菌感染的流行现状和危险生活方式研究进展[J].健康教育与健康促进,2021,16(4)：378-382.

［8］ 国家消化系疾病临床医学研究中心(上海),国家消化道早癌防治中心联盟,中华医学会消化病学分会幽门螺杆菌和消化性溃疡学组,等.中国居民家庭幽门螺杆菌感染的防控和管理专家共识(2021年)[J].中华消化杂志,2021,41(4)：221-233.

［9］ 中华医学会消化病学分会幽门螺杆菌学组.2022中国幽门螺杆菌感染治疗指南[J].中华消化杂志,2022,42(11)：745-756.

[10] 中华医学会消化病学分会幽门螺杆菌学组.第六次全国幽门螺杆菌感染处理共识报告(非根除治疗部分)[J].中华消化杂志,2022,42(5):289-303.

[11] 中华医学会糖尿病学分会,国家基层糖尿病防治管理办公室.国家基层糖尿病防治管理指南(2022)[J].中华内科杂志,2022,61(7):32.

[12] 《中国老年2型糖尿病防治指南》编写组.中国老年2型糖尿病防治临床指南(2022年版)[J].中国糖尿病杂志,2022,30(1):2-51.

[13] 中华医学会,中华医学会临床药学分会,中华医学会杂志社,等.2型糖尿病基层合理用药指南[J].中华全科医师杂志,2021,20(6):16.

[14] 中华医学会,中华医学会临床药学分会,中华医学会杂志社,等.甲状腺功能减退症基层合理用药指南[J].中华全科医师杂志,2021,20(5):3.

[15] 中华医学会,中华医学会杂志社,中华医学会全科医学分会,等.甲状腺功能减退症基层诊疗指南(实践版·2019)[J].中华全科医师杂志,2019,18(11):1029-1033.

[16] 胡品津,谢灿茂.《内科疾病鉴别诊断学》第6版[J].中国医刊,2014,49(10):111.

[17] 林果为,王吉耀,葛均波.《实用内科学》第1~15版[J].科技与出版,2017(12):2.

第三章
中 医 指 导

第一节　老年人常见保健中药常识

随着经济与文化生活的不断繁荣，人民群众对于防病、治病、康复、健身比历史上任何时期都更为关注。于是，保健品（尤其是中药保健品）的研制与开发已经成为当今较热门的课题之一。老年人如何才能合理正确地选择保健中药呢？我们从"保健"的现代含义、保健中药的内涵及配方原则、保健中药的适用范围和煎服方法、老年人常用保健中药四个方面来进行介绍。

一、"保健"的现代含义

基于联合国世界卫生组织全球卫生策略——"人人享有卫生保健"的提法，"保健"包括了所有的医事活动。它是一个广义的概念，从理论与现实出发，"保健"的定义应该是"在医生指导下防病治病的群众性医事活动"。这个定义有三方面的内涵。

1. 明确规定"保健"是"防病治病"的"医事活动"　因为从保健的范围讲，既包含了预防疾病也包含了病后康复，不同疾病有不同的预防方法和康复治疗方法。所以保健是以医药科技为基础的防病治病的一部分。这既体现了保健的科学性，也体现了其行业性的特点。

2. 强调"保健"必须有"医生指导"的原则　保健的对象是人，它与医院进行的医事活动同样具有严肃性。所以，即使全民的医药卫生知识得到空前的普及与提高，保健仍必须在医生的指导下进行，保健方法的选择必须以医生诊断为前提。

3. "保健"的群众性，是与在医院的医事活动相对而言的一方面，医药卫生事业是一项为人民大众服务的事业，它需要全体受益者共同支持与合作；另一方面，群众性的医事活动是对医院内医事活动的必要补充。一般来讲，群众性的医事活动包括6个方面。

（1）局部性小伤小病的防治，如五官科、眼科、皮肤科、小型外科及跌打损伤等。

（2）病理机制单一的常见病、慢性病的预防及简单治疗；如无并发症的四时感冒、消化不良、营养不良等。

（3）急性创伤及急性病的家庭救护。

（4）病后康复阶段的慢性养护及治疗。

（5）为增进心身健康而进行的体育活动和功能训练。

（6）传染病、流行病的预防和疫苗接种等。

二、保健中药的内涵及配方原则

凡具有协调阴阳、保肾藏精、补益脾胃、益气生津、扶正祛邪、延年益寿等作用的药品称保健中药。其与保健食品有着本质的区别。

（1）普通食品具有食品的基本特征（色香味、外观、可食用、不限量等），以补充人体生理需要的各种营养元素为目的，不具有或不强调特殊保健功能，未取得市场监督管理部门的保健食品生产证书。

（2）保健食品、普通食品经过特殊加工，或加入某些食药两用之品或功能性成分，使其具有某些特殊保健功能，适用于某些生理功能减弱或有特殊需要的人群（亚健康人群为主，也包括部分健康人群及某些患者），并经卫生部门批准，发给保健食品生产证书。

（3）保健药品具有药品的基本特征，有一定的针对性和选择性，有预防疾病和调节机体内环境作用。

三者的主要区别在于配方、使用目的及对象不同，用法用量亦不相同。有时三者界限不清，或有交叉重叠，在理论上、技术上区分有困难时，应借助行政、法律手段加以区分。中国保健食品的最大特点是传统中医药理论与食品相结合，特别是在养生学说指导下，组成合理配方，达到普通食品无法达到的保健作用。

其配方的原则如下：应以滋补强壮品为主，如益气养血、滋阴补阳之品；安全、无毒、作用缓和、无毒副作用者为宜；禁用作用猛烈及有毒副作用者；禁用含有致病源、农药或重金属超标物；禁用国家保护及稀有珍贵的动植物；禁用激素、化学药及其他不宜食用的物质。

三、保健中药的适用范围和煎服方法

1. 保健中药的适用范围　保健中药一般具有益气、保精、安神等作用，故适用于气短懒言、疲乏无力、头昏耳鸣、自汗，或毛发早白、脱发、听力减退、记忆力减退、性欲低下、夜尿多、腰膝酸软、行动迟缓,或思维呆滞、反应迟缓、语言不利、失眠多梦、健忘心悸等早衰现象。

2. 保健中药的煎服方法

(1) 药材在煎煮前先用冷水浸泡 30 分钟左右。

(2) 药材的加水量:一般加至超过药物表面 3～5 cm(第一次煎),第二次煎可超过药渣 1～2 cm。

(3) 煎药的火候:一般在未沸之前用武火,沸后改为文火保持微沸状态即可。

(4) 煎煮时间:一般方剂头煎 20～25 分钟,二煎 15～20 分钟;解表药头煎 10～15 分钟,二煎 10 分钟;滋补药头煎 30～40 分钟,二煎 25～30 分钟。

(5) 服用时间及服药剂量:一般汤剂可分早、中、晚三次服用,特殊方剂请遵守医嘱。

四、服用保健中药的注意事项

传统中药确实能够起到增强体质、纠正阴阳气血偏差、协调脏腑、疏通经络的作用,在一定程度上也可达到防病延年的目的。但是,一定要用之得当,不可乱用,应遵循如下原则。

1. 不无故进补　补药并非人人可吃,无病体健之人一般不需服用,倘若贸然进补,很容易导致机体的气血阴阳平衡失调,不仅无益,反而有害。因此进补应在医生指导下进行。

2. 要因人进补　这是指要根据人的年龄、性别、体质乃至生活习惯等不同特点,有针对性地选用补药。如少年儿童属纯阳之体,生机旺盛,但气血未充,脏腑娇嫩,不胜补药,恐有拔苗助长之虑；然禀赋不足，生长发育迟缓者，亦可稍进补品，以壮根基。青壮年时期，机体发育成熟，大多无须进补，即使用补，亦以平缓少量为宜。人至老年，精血亏耗，必须进补，但选择补药一定要对证，并注意少量频用，持之以恒，切忌重剂骤补。

3. 要因时进补　药物养生要根据四季阴阳盛衰消长的不同，而采取不同的方法。这是因为四时不同，机体的新陈代谢水平也不同。如春天进补，可适当服以辛散升提之品，但南北不同，北方可服当归、熟地黄、人参等；南方可服玉竹、生地黄、沙参等。夏天天气热，汗液多，可选用一些性微凉，有益气生津、健脾胃作用的滋补品，如菊花、藿香、佩兰、西瓜、绿豆等，也可以根据人体虚弱情况选用人参、党参、黄芪、银耳、山药、白术等，但不宜选用过于温热、厚腻的滋补品。秋天燥气盛行，易伤津液，故秋季进补，宜以滋阴润燥为主，如沙参、石斛、玉竹、百合等。冬季是进补的最好时机，北方气候严寒，宜用温补，如鹿茸、何首乌、龙眼、肉桂等；南方冬季严寒而干燥，进补宜用温润之品，如熟地黄、菟丝子、桑寄生、人参等。

4. 要对证进补　此指气虚补气、血虚补血、阴虚补阴、阳虚补阳，切不可乱补。此外，不要补之太过，如气虚，若一味地大剂补气而不顾其他方面，补之太过，反而导致气机壅滞，所以补勿过偏，适可而止。

注意虚不受补，此指脾胃虚弱之人在施补时，当先健运脾胃，因脾胃不健，可致气机壅滞，加重脾胃之虚，致使药力难行，体虚愈甚。故此时用补，当以健脾为先，即使补脾，亦当用平补不滞之品。总之，药物养生有助于益寿延年，但一定要遵循进补的原则，切不可乱补。

五、老年人常用保健中药

见表 3-1。

表 3-1　老年人常用保健中药

类别	药名	药　性　及　功　效
益气药	人参	又名野山参、生晒参、边条参、红参、吉林参、辽参、高丽参
		药性及成分：人参味甘微苦性温，入脾、肺经。其成分含人参皂苷、人参酸、糖类、挥发油、维生素、胆碱、烟酸、泛酸等
		功效及主治：① 补益强壮作用较强，对五脏之气血虚弱均有补益功效，可用于虚损，有较强的抗疲劳之效，以提高工作效率；可用于人体正气不足，抵抗力下降，有增强抗病能力的功效；可增强心脏功能，治疗心衰。对气不足者，常用可以轻身延年。现代研究证明，人参皂苷为蛋白质促进因子，有提高机体代谢与免疫功能的作用。② 补气固脱，治疗元气虚极或气虚欲脱所致的休克、大出血。③ 补肺健脾，治疗肺气虚的声低、自汗、呼吸弱、脉虚；治疗脾气虚的食欲不振、消化不良、腹泻等
	西洋参	又名太子参、孩儿参、童参
		药性及成分：太子参味甘性平，入脾、肺经。其成分含人参皂苷、果糖、淀粉等
		功效及主治：既补气，又生阴液。可用于治疗气虚所致的自汗、气短、食欲不振，亦可用于治疗气阴不足所致的干咳、气短、乏力、咽干等
	党参	又名潞党参、台党参、野台党等
		药性及成分：党参味甘性微温，入脾、肺经。其成分含人参皂苷、生物碱、蛋白质、淀粉、糖类、挥发油、树脂等

类别	药名	药性及功效
益气药	党参	功效及主治：① 补中益气。治疗脾胃气虚所致的纳少、食欲不振、体倦乏力、食后腹胀、便溏、腹泻、内脏下垂等。② 补气养血。治疗贫血、白细胞减少症等。党参对消化功能不良、红细胞和白细胞计数低均有治疗作用
	黄芪	又名黄耆
		药性及成分：黄芪味甘性温，入脾、肺经。其成分含蔗糖、葡萄糖、黏液质、氨基酸、胆碱、甜菜碱、叶酸等
		功效及主治：① 补气固表，用于表虚自汗易外感者的补益。黄芪有明显提高白细胞和单核巨噬细胞系统吞噬功能的作用，能增加抗体，故可增强人体抵抗能力。② 补气养血，治疗气血两虚之证，亦治疗贫血和白细胞减少。③ 补气益脾，用于治疗心气虚的心悸，肺气虚的呼吸微弱、声低、气短，脾胃气虚的消化不良、腹泻、消瘦。有很好的强心、保肝作用。④ 升提作用，治疗中气下陷所致的胃下垂、子宫下垂、脱肛，宗气下陷所致的呼吸微弱。⑤ 生肌托毒，治疗疮疡久不愈、疮口不易收口等。⑥ 补中利水，治疗气虚水肿
	山药	又名为生山药、生怀山药、怀山药、淮山药、炒山药
		药性及成分：山药味甘性平，入肺、脾、肾经。其成分含胆碱、皂苷、淀粉、糖蛋白、自由氨基酸、多酚氧化酶、维生素C、淀粉酶、尿囊素等
		功效及主治：① 补益强壮，强先后天之本，久服强身壮体、益寿延年。② 补益脾胃，助消化、止泻、益气力。用于脾胃气虚或脾胃气阴不足所致的食欲不振、消化不良、泄泻、乏力、消瘦等。③ 补肺止咳。治疗肺气阴两虚的咳嗽，常用于慢性支气管炎的治疗。④ 补肾益精。治疗肾气虚、肾阴虚所致的小便频数、遗精、带下等。⑤ 治疗消渴

续　表

类别	药名	药 性 及 功 效
养血药	当归	又名干归
		药性及成分：当归味甘辛性温，入肝、心、脾经。其成分含挥发油、生物碱、蔗糖、B族维生素、烟酸、亚叶酸等
		功效及主治：① 养肝补血，治疗肝血虚所致的头晕、目花、乏力、月经延后或量少色淡等。② 和血调经，治疗经血不调、痛经等。③ 润肠通便，治疗产后或老人便秘
	熟地黄	又名熟地
		药性及成分：熟地黄味甘，性微温，入肝、肾、心经。其成分含梓醇、地黄素、糖类、维生素A、氨基酸、甘露醇、生物碱、脂肪酸
		功效及主治：① 补血养阴。用于血虚所致的心悸、失眠、头晕、月经量少色淡等。② 补益肾精。用于阴精不足所致的遗精、盗汗、脱发、腰膝酸痛等
滋阴药	枸杞子	又名枸棘、苦杞
		药性及成分：枸杞子味甘性平，入肝、肾经。其成分含甜菜碱、胡萝卜素、烟酸、亚油酸、酸浆红素等
		功效及主治：① 枸杞子能延缓衰老、健脑。② 滋补肝肾，治疗肝肾阴虚所致头晕、腰膝酸痛或酸软。有保肝、降血糖作用，用于治疗慢性肝炎、糖尿病属肝肾阴虚之证者。③ 养肝明目。用于治疗肝阴血虚的目昏花、夜盲、视力下降、迎风流泪等
	麦冬	又名寸冬、麦门冬、朱麦冬、朱寸冬
		药性及成分：麦冬味甘微苦，性微寒，入肺、心、胃经。其成分含皂苷、谷留醇、氨基酸、葡萄糖和维生素A等

续　表

类别	药名	药　性　及　功　效
滋阴药	麦冬	功效及主治：① 滋补强壮,对阴虚者有补益作用。② 滋补阴液。治疗胃阴虚之口渴、便秘,亦治疗肺阴虚所致的咳嗽、咽痛及心阴不足之心悸、失眠等
	冬虫夏草	又名夏草冬虫、虫草
		药性及成分：冬虫夏草味甘性平,入肺、肾经。其成分含冬虫草酸、冬虫草菌素、蛋白质、脂肪油等
		功效及主治：① 补益虚损。用于劳损所致的虚证及病后精气不足,皆对补之。以其含有多种氨基酸,故对人体补益作用较好。② 补益心肾。治疗心肾不足之失眠。③ 补肺肾,止咳喘。治疗肺虚或肺肾两虚之咳喘。④ 补肾填精。治疗阳痿、遗精、腰膝酸软
	百合	又名野百合、甜百合
		药性及成分：百合味甘,性微寒,入心、肺经。其成分含蛋白质、脂肪、秋水仙碱、淀粉、钙、磷、铁等
		功效及主治：① 滋阴润肺。治疗肺阴不足之咳嗽、咯血,常用于肺结核、慢性支气管炎属肺阴虚证者。② 养心安神。治疗心阴虚之潮热失眠、心烦、精神不安、惊悸等。百合有镇静作用,故对神不安所致之症有治疗效果。对神经衰弱、癔症等凡具有阴虚有热证者,皆可应用。③ 滋养脾胃。用于胃痛、干呕病证
	灵芝	又名灵芝草、赤芝、红芝等
		药性及成分：紫芝甘性温,赤芝味苦性平,黑芝味咸性平,青芝味酸性平。入心、肝、脾、肺、肾经。其成分含糖类、水溶性蛋白质、有机酸、甘露醇、树脂、麦角备醇、生物碱、内酯、香豆精、酶类等

续　表

类别	药名	药 性 及 功 效
滋阴药	灵芝	功效及主治：① 补益强壮,益寿延年。用于体弱者的补养,常服可益寿。② 补气益阴、补益肺脏。治疗肺虚所致咳嗽气喘,对慢性支气管炎、支气管哮喘属气虚、阴虚者效佳。③ 补益肝肾。治疗肝肾阴虚所致耳鸣、腰膝酸软、胁痛、尿多。灵芝有保肝、降血糖、降低胆固醇作用。对慢性肝炎、糖尿病、高胆固醇症属肝肾虚证者适用。④ 养心安神。治疗心气血虚之心悸、失眠、健忘。药理实验证明,灵芝有镇静作用,对神经衰弱有较好的治疗作用。⑤ 补益脾胃。治疗脾胃气虚之食欲不振、纳少、消化不良
助阳药	鹿茸	又名黄毛茸、青毛茸
		药性及成分：鹿茸味甘咸,性温,入肝、肾经。其成分含骨质、胶质、雌酮、蛋白质、钙、磷、镁等
		功效及主治：① 补益正气,增强抗邪之能。② 补益肾阳。治疗肾阳不足之眩晕、阳痿、滑精、尿频尿多、崩漏、宫寒不孕、疲劳、心悸等。③ 补益精血。治疗贫血、小儿发育不良、腰膝酸软等
	鹿角胶	又名白胶
		药性及成分：鹿角胶味甘咸性平,入肾、肝经。其成分含胶质、磷酸钙、碳酸钙、氯化物等
		功效及主治：① 补益强壮,对早衰者有强身益寿的功效。鹿角胶还有提高机体免疫系统功能的作用。② 壮阳补精。治疗肾虚之阳痿、腰膝痛、不孕、带下。③ 补肾止血。治疗阳虚出血
	肉苁蓉	又名淡苁蓉、咸苁蓉、大芸、淡大芸、咸大芸等
		药性及成分：肉苁蓉味甘咸,性温,入肾、大肠经。其成分含甜菜碱、胡萝卜素、甘露醇等

类别	药名	药　性　及　功　效
助阳阳药	肉苁蓉	功效及主治：① 肉苁蓉温而不燥、补而不峻，常服强身益寿、增强正气。有提高细胞免疫和体液免疫能力的作用，可增强抗病能力。② 温补肾阳。治疗肾阳虚之阳痿、遗精、早泄、尿多、遗尿等。③ 补阴润燥。治疗肝肾虚之筋骨痿软，亦治疗阴虚肠燥之便秘

（陈文婷）

第二节　老年人常用养生保健疗法

一、药茶疗法

什么是药茶疗法？顾名思义，指用茶叶或含药物泡茶，用以预防或治疗疾病的方法。其制剂原为含有茶叶或不含茶叶的中草药经炮制或经粉碎混合而成的粗末制品，或加入黏合剂制成的块状成品，在应用时仅以沸水冲泡或稍加煎煮即可饮用，因其服用的方法同日常饮茶相同，故名"药茶疗法"。

（一）药茶疗法的特点

药茶疗法不同于单纯的药物治病，它具有用量少、价格低、饮用方便、疗效持久、应用范围广、无不良反应等特点。

（二）药茶疗法的作用

中药在茶饮疗法中所起的作用是什么呢？根据目前实验和临床研究，归纳起来主要有以下功用。

1. 发汗解表，祛邪外出　其中药材多为辛味之品。现代药理研究表明凡具有辛味的中药,绝大多数含有挥发油,有发汗、退热、镇痛、抑菌、抗病毒感染等功能;中医学认为,辛能发散,通过发散,使汗液增加,病邪随汗而去,达到治病的目的。如用葱豉茶、姜苏红糖茶、紫苏叶茶治疗冬天的风寒感冒;用薄荷茶、桑菊茶治疗春天的风热感冒;用藿香茶治疗夏天的暑湿感冒;用桑叶枇杷茶、桑梨豆豉茶治疗秋天的秋燥感冒等。

2. 清热解毒,抗菌消炎 其中药性多为寒凉性质。据现代药理研究证明,这些清热茶方中所用中药大多具有抗感染作用,对细菌、病毒有不同程度的抑制和杀灭作用。如清热药茶中广泛运用的金银花、菊花、连翘、大青叶、板蓝根、贯众等对病毒均有抑制作用;大黄、黄芩、蒲公英等有广谱的抗菌作用。

3. 宣肺理气,止咳化痰 如用杏仁茶、止咳茶、款冬花茶、桔梗甘草茶、川贝茶等治疗急、慢性支气管炎和支气管哮喘等。现代药理研究表明,这些药茶方中的中药大多具有镇咳祛痰作用。

4. 利尿渗湿,消肿排石 如用车前草茶、益母草茶治肾炎水肿,用尿感茶治泌尿道感染,用石韦茶、金钱草茶治尿路结石等。现代药理研究表明车前草能促进泌尿系统的排泄,具有利尿作用;车前草提取物具有良好的抗菌效果,能抑制金黄色葡萄球菌和大肠杆菌的繁殖;石韦主要成分为有机酸、黄酮等成分,具有保护肾脏、抗炎抑菌、镇痛等作用。

5. 消食健脾,降脂降压 如用陈皮茶、健胃茶、消食茶等治疗饮食欠佳、消化不良、胃脘疼痛、腹痛腹泻等。这些药茶方中的中药均有消食健脾、行气止痛的功效。据现代药理研究,陈皮、佛手均含有挥发油,能促进胃液分泌,增进食欲,促进气体排出;麦芽、谷芽、神曲均含有淀粉酶等多种消化酶,可促进碳水化合物、蛋白质的分解,有助于饮食物消化。荷叶茶、山楂茶等可治疗高脂血症、动脉硬化症,决明子茶、菊花茶、苦丁茶可治疗高血压病,这些药茶中的药物多有降血脂、降血压的功效。据现代药理研究,荷叶有消肿降脂和扩张血管的作用;山楂能促进脂肪类食物的消化,有降低胆固醇的作用;野菊花、决明子、苦丁茶有显著的降压作用。

6. **强身健体,延年益寿** 根据体质状况,按照不同的季节,有针对性地配制药茶方,长期坚持饮用,有强身健体、消除疲劳、调理脏腑功能、延年益寿的功能,如用人参茶、乌龙茶、龙眼茶等治疗体质虚弱;用丹参茶、柏子仁茶、安神茶治疗心悸、失眠、健忘等。这些药茶中的中药均有益气血、壮元阳、安心神、扶正气等功效。现代药理研究发现,以补为主的中草药大多能提高 T 细胞的数量和功能,调节免疫平衡,而起到延缓衰老的作用。如补气的人参、黄芪能防止细胞衰老、改善心肌营养代谢,从而使心功能得到改善;补阳药菟丝子、桑寄生能增强肾虚患者淋巴细胞的比值;补阴药枸杞子、五味子、黄精等能促进人体免疫功能;补血药当归、制首乌对细胞免疫有促进作用。

(三)药茶疗法应用注意事项

药茶疗法在应用时,应根据患者体质的不同、时令的差异、症状及证候的不同表现,辨证选茶,合理饮用,才能取得满意的疗效。使用药茶应注意以下几点。

1. **针对病情,辨证选茶** 为了使药茶疗法能发挥它的应有作用,在选用的时候,一定要在中医基本理论指导下,根据病情,客观地进行分析研究,待病名、证候确立后,选购与病证相适应的药茶进行治疗,这就是针对病情,辨证选茶。例如若胃痛日久,缠绵难愈,舌红口干,时有嘈杂便秘,辨证为胃阴不足型胃痛,应选养阴和胃的石斛茶、麦门冬茶治疗;若胃脘胀痛,嗳腐吞酸,呕吐不消化食物,吐后痛减,辨证为饮食停滞型胃痛,当选用具有消食导滞作用的山楂茶、建曲茶治疗。如果不加辨证,寒热虚实不分,胡乱选方配药,药不对证,不仅疗效保证不了,甚至还会带来各种不良反应。

2. **水源选择及饮用方法**　陆羽在《茶经》一书中说:"其水用山水上,江水中,井水下。"意思是说,泡茶要用软水、淡水,无污染的优质水。大量研究表明,药茶疗法所用水以泉水最好,它杂质少,水质软,用江水、湖水、河水必须经充分煮沸,使酸性碳酸盐分解、沉淀,使水软化。而自来水由于水中漂白粉过多,可将水贮存过夜或延长煮沸时间。

一般来说,药茶疗法的饮用方法主要有 3 种。

(1)泡服:将药茶放置茶杯中,用沸水沏入,再用盖子盖好,15～30 分钟后即可以饮用,以味淡为度。

(2)煎服:部分药茶处方药味多,茶杯内泡不下,或泡服不易使一部分原味药的药性泡出,可将复方药茶共研成粗末,用砂锅煎取药汁。

(3)调服:有的药茶方为药粉,可加少量白开水调成糊状服,如八仙茶等。

3. **药茶疗法禁忌**　为了保证药茶疗法的作用,做到安全无毒,疗效显著,应用时除注意中药"十八反""十九畏""妊娠服药禁忌"外,还须注意以下几点。

(1)饭后不宜马上饮用药茶,以免影响食物中营养成分的吸收。

（2）不要饮用隔夜药茶（放置 16 小时以上），特别是夏天，更应注意。

（3）大便稀溏、腹泻患者慎用含牛蒡子、知母、生地黄、柏子仁、蜂蜜、胡桃肉、熟地黄等的药茶方；自汗患者禁用含麻黄、细辛之类的药茶方；盗汗患者禁用含干姜、麻黄、肉桂等的药茶方；高血压、冠心病患者禁用含麻黄、洋金花的药茶方；哺乳期患者忌用含大黄、番泻叶、麦芽的药茶方；月经过多患者忌用含桃仁、红花、三棱的药茶方。

（四）老年人常用药茶方

1. 利咽保健茶　桔梗 12 g，木蝴蝶 6 g，胖大海 5 g，甘草 3 g，共制成粗末，分两次放入茶杯中，用开水冲泡，代茶频饮。本方有清热利咽、宣肺开音的作用，可用于慢性咽炎、慢性喉炎的保健治疗。

2. 清暑益气茶　参叶 10 g，苦丁茶 9 g，荷叶 12 g，淡竹叶 10 g，西瓜皮 30 g，共切碎，放入茶杯中，用开水冲泡，代茶饮。本方有清暑益气、生津止渴的功效，可用于夏季暑热证的保健治疗，亦可用于中暑的预防。

3. 丹参通脉茶　丹参 90 g，炒山楂 100 g，绿茶 15 g，共制成粗，每日取 12～15 g，沸水冲泡，代茶饮。有活血化瘀、通络止痛的作用。适用于冠心病的保健治疗。

4. 安神宁心茶　夜交藤 12 g，合欢花 6 g，五味子 5 g，冰糖 15 g，共放入保温杯中，用开水冲泡，代茶频饮。本方有滋阴养血、宁心安神的作用，适用于神经衰弱、神经症、更年期综合征的保健治疗。

5. 益胃消食茶　鱼腥草 15 g,陈皮 6 g,建曲 10 g,共切碎,放入保温杯中,沸水冲泡,代茶频饮。本方有消食和胃、行气除满的功效,适用于急、慢性胃肠炎(属食积型)的治疗,亦可用于消化不良的保健治疗。

6. 石斛花粉茶　石斛 90 g,天花粉 80 g,怀山药 100 g,共制成粗末,每日取 9~18 g,用开水冲泡,代茶频饮。本方有滋阴清热、养阴生津的功效,适用于糖尿病患者的保健治疗。

7. 菊花降压茶　菊花 10 g,钩藤 12 g,玉米须 15 g,夏枯草 18 g,共切细,放入茶杯中,沸水冲泡,代茶频饮。本方有清肝明目、利尿降压的作用,适用于高血压病的保健治疗。

8. 山楂降脂茶　山楂肉 90 g,乌梅肉 30 g,泽泻 60 g,共制成粗末,每日取 12~15 g,用开水冲泡,代茶频饮。本方有降低血脂、胆固醇的作用,可用于高脂血症的保健治疗。

9. 荷叶减肥茶　荷叶 12 g,泽泻 10 g,佩兰 10 g,共放入茶杯中,沸水冲泡,代茶频饮。本方有芳香化浊、去脂减肥的作用,可用于肥胖症的保健治疗。

二、饮食疗法

饮食疗法,又称食治,即利用食物来影响机体各方面的功能,使其获得健康或愈疾防病的一种方法。通常认为,食物是为人体提供生长发育和健康生存所需的各种营养素的可食性物质。也就是说,食物最主要的是营养作用。其实不然,中医很早就认识到食物不仅能为人体提供营养,而且还能治疗疾病。如近代医家张锡纯在《医学衷中参西录》中曾指出食物:"病人服之,不但疗病,并可充饥;不但充饥,更可适口,用之对症,病自渐愈,即不对症,亦无他患。"可见,食物本身就具有"养"和"疗"两方面的作用。

（一）饮食疗法的特点

饮食疗法具有操作简单、取材方便、疗效确切、价格低廉、性价比高等特点与优势。

（二）饮食疗法的作用

食疗可以排内邪、安脏腑、清神志、资血气,是自我调养的最基本措施,在养生、保健、预防、治疗、康复方面都具有一定的作用。

（三）饮食疗法的注意事项

饮食需洁、合理膳食、饮食有节、食有宜忌是防病治病的基本原则。遵守食疗原则有利于人体健康和疾病防治;与此相反,若不遵守食疗原则则可能对身体造成伤害。现将有关注意事项分述如下。

合理膳食主要体现在以下三个方面。

1. 饮食宜多样化　中医以五味代表各种食物及其特点,也认为各种食物的摄取不能有偏;如果长期偏食,就会影响正常生理状态甚至发生疾病。如《黄帝内经》说:"味过于酸,肝气以津,脾气乃绝;味过于咸,大骨气劳,短肌,心气抑;味过于甘,心气喘满,色黑,肾气不衡;味过于苦,脾气不濡,胃气乃厚;味过于辛,筋脉沮弛,精神乃央。"又说:"多食咸,则脉凝泣而变色;多食苦,则皮槁而毛拔;多食辛,则筋急而爪枯……"都说明了这一问题。

2. 粗细荤素协调　尤其不能吃含饱和脂肪酸过多的动物性膳食。因为过多的饱和脂肪酸对大多数人来说,会增高血中胆固醇的含量,导致动脉粥样硬化,诱发冠心病。古代中医也指出"膏粱厚味"足以使人致病。近年来有观点提出"基本吃素"作为老年防病措施之一，因老年人身体的各组织器官和组织功能逐渐退化，呼吸功能减弱，心脏肌肉萎缩，血管壁弹性减弱而硬变，各种腺体功能分泌减弱等，其体内代谢过程以消耗（分解代谢）为主，蛋白质消耗量大，故宜多吃蛋白质食物及维生素含量丰富的食物，谷食、蔬菜、水果正属于这一类，故以之为主；而动物脂肪可使血脂浓度增高，导致老年人动脉粥样硬化，故不宜多食。同时，要使肠胃清洁，减少粪便毒素的吸收，这样身体才能健康。晋代医家葛洪指出"若要衍生，肠胃要清"，这八个字在老年保健上很有意义。后世养生也有主张数日停一次餐食或辟谷等饥饿疗法。

3. 食饮不能偏嗜 生活中人们确有偏食辛辣者，有偏食煎炒、油腻者，有嗜醇酒者，儿童多偏爱零食、肉食，这些对健康都是不利的。在口味的偏爱中，爱吃较甜或较咸的食物都是有害的。甜食主要是糖或含糖的食物，由于龋齿的发病率与食糖多少呈正相关，故要少吃糖和甜食以保护牙齿。咸食是指盐和含盐的食物，盐含钠和氯。由于高血压的发病率与钠的摄入呈正相关，故食盐不宜多吃。为了预防高血压，每人每日摄入食盐以不超过 10 g 为宜。高血压病患者尤需控制食盐摄入。至于饮用高度白酒，若无节制，会使食欲下降、饮食减少，以致营养缺乏，严重者还会产生酒精性肝硬化。总之，老年人饮食宜清淡，以谷食、蔬菜、水果为主，肉食为辅，寒温适宜，这是由老年体质的特殊性决定的。

（四）老年人常用食疗方

1. 老年人常用食材

（1）大蒜：既是人们喜爱的食品，又是一味历史悠久、广泛用于防治各种疾病的植物药。山东是中国大蒜主产区之一,大蒜其性温,味辛,有温中散寒的作用,可缓解中焦寒邪偏盛的病证,如过食生冷或外感风寒导致的脘腹冷痛、呕吐、腹泻等,也可辅助缓解脾胃阳气不足引起的腹部胀满、食欲减退、便溏等。其次,大蒜具有良好的解毒杀虫作用,可辅助治疗各类疔疮、痈肿。第三,经现代药理学研究,大蒜中含有的硫化物可以抑制多种菌类,具有良好的消毒杀菌作用。然大蒜属热药,阴虚火旺及体内热邪偏盛的患者不宜过多食用,以免对身体产生不利影响。

(2) 大枣:起源于我国,有悠久的栽培历史,目前枣的品种已多达数百种,较著名的如浙江兰溪的金丝蜜枣、山东乐陵的无核枣、山西的相枣、河南的灵宝大枣等。大枣含有较高的营养价值,含有蛋白质、糖类、脂肪、有机酸、胡萝卜素、氨基酸及钙、磷、铁等物质,尤为突出的是其维生素含量丰富,经常食用能增强新陈代谢,增强肌力,保护肝脏,增强机体的抗病能力。大枣虽是佳果良药,但有助湿生热之弊,食入过多可令人脘腹满闷。故食积腹胀、龋齿作痛及痰热咳喘者均忌食用。

(3) 核桃:自古就有"智力神""长寿果"的美称。永德核桃、凤庆核桃、陇县核桃、房县核桃、昌宁核桃、温宿核桃、商洛核桃、涉县核桃并称为中国八大核桃之乡。核桃具有补肾、固精强腰、温肺定喘、润肠通便的作用,医学研究认为,核桃中的磷脂对脑神经有良好保健作用。核桃具有很高的营养价值和药用价值,但痰热咳嗽、便溏腹泻、素有内热盛、阴虚火旺及痰湿重者不宜食用核桃。

2. 五色食疗法 蔬菜、水果的颜色主要有红、黄、紫、绿、白和黑色,这些不同颜色的食品含不同的营养,不仅使人产生不同的感觉,而且对人体的健康有益。有人观察到不同颜色蔬菜、水果的食用价值是不一样的,中医学也认为五色(将丰富多彩的各种颜色归纳为青、赤、黄、白、黑五色)对应相应的脏腑经络,不同颜色调节不同的脏腑生理功能,从而防病治病。

(1)红色疗法:以红色为主的果蔬有胡萝卜、西红柿、红苹果和红葡萄等,能提高食欲和刺激神经,且红色果蔬中含有抗感冒因子,可提高人体对感冒的抵抗力。如患感冒或预防感冒,可饮用新鲜红色果蔬榨出来的果汁,效果颇佳。此外,红色蔬菜还有益小脑和心脏的健康。

(2)黄色疗法:以黄色为主的果蔬有香蕉、韭黄、黄花菜等,可调节胃肠道消化系统。一般来说,黄色蔬菜富含维生素 E,不仅可减少皮肤色斑,延缓皮肤衰老,而且对脾脏和胰腺亦有益。

(3)绿色疗法:以绿色为主的果蔬较多,如丝瓜、芹菜、菠菜等,淡绿和葱绿能突出菜肴的新鲜感。从营养上讲,它们具有一定的镇静作用,对高血压、抑郁症和肝病患者皆有一定的疗效。另外,绿色蔬菜有助于减肥,因为它们能抑制体内的糖类物质转化为脂肪。

(4)白色疗法:以白色为主的果蔬有莲藕、豆芽和卷心菜等,能调节人的视觉平衡及安定人的情绪,对高血压和心脏病患者有益。此外,白色蔬果中多富有维生素 C,有滋润皮肤、预防心血管硬化和分解尼古丁毒素的功效。

(5)黑色疗法:以黑色为主的蔬菜有黑枣、发菜、黑豆、黑芝麻等,它们能刺激人体内分泌系统,有益胃肠的消化和增强造血功能。黑豆能乌发,黑芝麻能润肤美容。

三、四季养生疗法

养生,古称"摄生""道生""保生"等。中医养生学说是在中医理论指导下,根据人体生命活动变化规律,探索和研究中国传统的调摄身心、增强体质、预防疾病、延年益寿的理论和方法的学问,是中医学的特色和优势之一。

(一)四季养生疗法的特点

1. 春(立春到立夏)养肝 春回大地,阳气升发,万物复苏,生机勃勃,温暖的气候将会使人的活动量日渐增加,新陈代谢日渐加快。在人体内部,血液循环加快,营养供应增多,以适应人体各种生理活动的需要。血液循环的加快主要在于血量的调节,营养供给的增加则重在消化、吸收。这些功能在中医看来,均与肝脏有密切的关系。"肝藏血"其意为肝具有贮藏血液、调节血量之功能。肝的另一功能是管理情志,因春季属肝木之令,情绪的好坏直接影响着人体对营养物质的消化和吸收,人体阳气亦顺应春阳之气向外疏发。保持精神情志的舒畅,则能促进肝气的疏泄,有助于肝气的升发与春阳升发相统一,从而增强机体对外界的适应能力。

2. 夏(立夏到小暑)养心 盛夏酷暑,气温高,湿度大,是人体内新陈代谢最活跃的时候,昼长夜短,天气炎热,不易入睡,人体消耗的热量多、血液循环加快、流汗多,这些因素决定了在夏季心脏的负担明显加重,对老年人的健康影响很大。由于老年人生理功能衰退,皮肤汗腺萎缩,循环系统功能低下,散热不畅,不耐暑热,稍不注意,便会引起中暑,或诱发中风、心肌梗死、心脑血管疾病等。暑气又易伤心而伤人正气,导致老人出现各种虚弱症状,根据中医"虚则补之"的原则,适当合理地进补,对提高老人身体素质,安度炎夏,很有帮助。

3. 长夏(小暑到立秋)养脾 长夏,是指夏末初秋这段时节。此时,炎热而多湿,万物丰茂,蔬菜、瓜果陆续上市,应该注重对脾胃的保养,防止因饮食而带来的消化道疾病。湿热的天气极适合细菌的生长繁殖,长夏之时,更要注意饮食卫生,年迈体弱者消化功能较差,应少吃油腻的食物,多吃清淡易消化的食物。由于长夜多湿,湿邪之气会影响脾胃的消化吸收功能,居室应保持干燥,少接触生水等,以避免"湿邪困脾"。

4. 秋(立秋到立冬)养肺 立秋之后,天气渐凉,气候干燥。秋天是由炎夏走向寒冬的过渡季节,天气变幻莫测,时凉时热,如此多变,最难将息,容易使人着凉感冒,发生咳嗽痰喘。中医学认为秋季易损肺气,故人们在秋季应注意天气的不断变化,好好保护肺气,避免发生感冒、咳嗽等肺系疾病。另外,人们在夏季过多的消耗造成体内津液不足,再受到风凉后则易引起头痛、咽干、鼻塞、干咳、关节痛、胃痛等一系列症状,甚至旧病复发或诱发新病,医学上称为"秋燥综合征"。老年人对秋天气候变化的适应性和耐受力较差,更要重视养生保健。

5. 冬(立冬到立春)养肾 冬季,自然界阳衰阴盛,草木凋零,冰封雪飘,寒气袭人,室外活动大大减少。冬季的严寒气候使人体的新陈代谢功能降到了一年的最低潮,易损人体阳气,年老体弱者非常容易受到寒冷的侵袭。人体的阳气来源于肾脏,肾是生命活动的原动力。冬季养生要顺应阳气潜藏,敛阴护阳。首先要尽量早睡晚起。冬季早睡晚起,保持较长的休息时间,可使人体潜伏的阳气不受干扰。其次,要十分注意背部的保暖,背部是阳中之阳,风寒等邪气极易透过人体的背部侵入,引发疾病。老人、儿童及体弱者冬日要注意背部保暖,避免阳气受到伤害。第三,要避寒就暖,冬天气候较冷,人们要注意尽量待在温度适中的房间,减少外出次数。如要外出,就要穿上保暖的衣服和鞋袜。另外要特别注意的是冬天洗澡,稍有不慎就会引起伤风感冒,并诱发呼吸道疾病等。因此应减少洗澡次数,老年人、幼儿以及有心脑血管疾病的人尤其要注意。

（二）四季养生疗法的作用

顺应自然,是中医养生学的重要原则,据此《素问·上古天真论》提出"法于阴阳""和于术数"的顺时养生原则。

（三）四季养生疗法的注意事项

1. 重视人体环境　中医解决的是人体的内在环境,是依据自然环境的变化而不断地调整。

2. 要顺应四时　养生首先要顺应四时,要顺应春、夏、秋、冬四季的变化,早在《黄帝内经》中就有类似记载。中医认为要研究四季与养生的关系,必须先要了解人生存的环境。人活在气交之中,地气上为云,天气下为雨,根据春、夏、秋、冬的自然法则,完成生、长、壮、老、已的全过程,这是中医学特有的一面。中医认为人法自然,人要顺应四时,如果按照四时,春温、夏热、秋凉、冬寒规律养生,就可以减少疾病的发生。《黄帝内经》中有一句话叫做"虚邪贼风,避之有时"。春温、夏热、秋凉、冬寒构建了自然界一切生物的春生、夏长、秋收、冬藏的规律。中医认为,人的气血运行状态和五脏是直接相关的,而五脏又对应四季。春季易肝阴不足,产生春困,春季还易肝气不舒,造成易怒;到了夏季,汗出得多,容易胸闷、气短;到了长夏,湿气太重,容易胸闷、气短;到了秋季,干燥易咳嗽;到了冬季,气血应交潜藏于内,以免造成来年免疫力低下、易得病。所以说肝、心、脾、肺、肾这五个脏器和四季直接相关。

（四）四季养生方法

1. 春季　春季阳气初生,宜适当食用辛温升散或辛甘发散的食物,不宜食酸味性质收敛之品。麦、枣、豉、花生、葱、香菜、洋葱、韭菜等辛温升散或辛甘发散的食物可扶助阳气,顺应春季阳气升发的特点。但也不可过食辛辣、发散之物,以免腠理过度开泄,给病邪以可乘之机。

2. 夏季　夏季炎热,心火易于亢盛,宜选择绿豆、西瓜、苦瓜、冬瓜、豆腐、薏苡仁等清热解暑、清心泻火的食物。可适当多食味苦之物以清热解暑,同时助心气而制肺气。但西瓜、绿豆汤、乌梅小豆汤等解渴消暑之佳品不宜冰镇。

3. 秋季　秋季雨水较少,空气湿度下降,燥邪当道。秋燥易伤津液,首犯肺部,故饮食应以滋阴清润为佳,忌食辛辣香燥。《饮膳正要》说:"秋气燥,宜食麻以润其燥,禁寒饮。"《臞仙神隐》主张入秋宜食生地粥,以滋阴润燥。在秋季时节,需增加水液的摄入,饮用开水、淡茶、牛奶、豆浆等流质,增加蔬菜、水果的摄入,适当食用芝麻、糯米、粳米、蜂蜜、木耳、冰糖、枇杷、菠萝、梨等润肺益胃生津之品。秋天宜收不宜散,应多食用酸味之物,以收敛补肺,顺应秋气。尽可能避免葱、姜、蒜、八角、茴香等辛味发散的食物。秋季大量瓜果成熟上市,是人们一饱口福的好时机,但应有所节制,因为大部分水果性质寒凉,多食则损伤阳气,有碍脾胃运化,甚者引起腹泻、呕吐,老年人、儿童等胃肠功能薄弱的人群尤当注意。

暮秋时节,人们的精气开始封藏,进食滋补食品较易被机体消化、吸收和藏纳,有利于改善脏器的功能,增强人体素质。对体弱多病的老年人,更有康复、祛病和延年之功效。这时可适当多吃些鸡、鸭、牛肉、猪肝、鱼虾等,以及莲子、大枣之类的食品。

4. 冬季　冬季饮食对正常人来说,应当遵循"秋冬养阴""无扰乎阳"的原则,既不宜生冷,也不宜燥热,最宜食用滋阴潜阳、热量较高的膳食。冬季是进补的最佳时节,此时脾胃功能每多旺盛,是营养物质积蓄的最佳时机,正合冬藏之意。隆冬时节,可食用温热之物以抵御外界寒邪,选用血肉有情之品以滋阴潜阳。

四、自我按摩疗法

按摩,古称按跷、导引。自我推拿是最早的一种按摩术,通过按摩腹部及患处以减轻疼痛。我国战国至秦汉时期,按摩已成为治疗常见病的方法。

（一）自我按摩疗法的特点

自我按摩疗法深受广大群众喜爱。对正常人来说,它能增强人体的自然抗病能力,取得保健效果;对患者来说,它既可使局部症状消退,又可加速恢复患部的功能,从而收到良好的治疗效果。

（二）自我按摩疗法的作用

1. 疏通经络　自我按摩疗法主要是通过刺激末梢神经,促进血液、淋巴循环及组织间的代谢过程,以协调各组织、器官间的功能,使机体的新陈代谢水平有所提高。

2. 调和气血　自我按摩疗法是以柔软、轻和之力,循经络、按穴位,施术于人体,通过经络的传导来调节全身,借以调和营卫气血,增强机体健康。

3. 扶助正气 自我按摩疗法具有提高免疫力的作用,可增强人体的抗病能力。

(三)自我按摩疗法的注意事项

(1)诊断明确,选用穴位、确定手法,做到心中有数、考虑全面、有中心、有重点。根据自己的实际情况和需要,选用适宜的按摩方法,并按规定的手法、经络、穴位依次进行。面积狭小的部位,可用手指指腹按摩;面积较大的部位,可用大鱼际或手掌部进行按摩。

(2)体位舒适,根据不同疾病与按摩部位的不同,采用合适的按摩体位。在按摩手法上,应先轻后重、由浅入深、循序渐进,使体表有个适应的过程;切勿用力过大,以免擦伤皮肤;同时要注意双手清洁,勤剪指甲,讲究手部卫生,并且要保持双手有一定的温度。

(3)随时调整按摩的操作程序、强度、时间,需根据全身与局部反应及治疗后的变化随时调整。并应掌握"急则治标、缓则治本"的原则。在按摩时,应全身肌肉放松,呼吸自然,宽衣松带。做四肢、躯干、胸腹按摩时,最好直接在皮肤上进行或隔着薄衣,以提高效果。做腰背和下腹部的按摩,应先排空大小便。过饥、过饱及醉酒后均不适宜按摩,一般在餐后2小时按摩较妥。

(4)环境雅洁,操作时最好在空气流通、温度适宜的室内进行。

孕妇不要按摩自己的肩井、合谷、三阴交、昆仑等穴位及小腹、腰骶部(月经期亦如此),以防早产、流产、月经紊乱等不良反应发生。

患有严重的心、肝、肾等疾病者，应慎用或禁用自我按摩疗法，必要时在医生指导下使用。

按摩结束之后，可感到全身轻松舒适，原有症状改变。有时会有不同程度的疲劳感，这是常见反应。按摩后要注意适当休息，避免寒凉刺激，更不要再度受损伤。

（四）自我按摩的方法

下面介绍几种老年人常见病的自我按摩法。

1. 感冒头痛 感冒头痛是临床上的一种症状，在老年人中尤为常见。操作一是按揉太阳穴。用双手示指按摩太阳穴 100 次（太阳穴位置在眉后凹陷处）。二是揉鼻。用两手中指按鼻两侧 10 次，然后按揉鼻翼两旁凹陷处，即迎香穴 20 次。

2. 视力模糊 视力模糊、干涩，是老年人眼病的症状之一，如白内障、青光眼、老年黄斑变性等均能出现视力模糊不清，眼部干涩的症状。操作：一是旋眼。端坐凝神，头正腰直，两眼向左右旋转。二是揉眼眶。两眼微闭，以两手中指同时揉两眼眶，顺序按内侧、上侧、外侧、下侧；先揉两眼内眦处 20 次，再揉眼眶上部（揉及眼球，手法宜轻）20 次。三是揉两眼梢及两眼眶下侧（四白穴）各 20 次。四是抹上眼皮。用两手示、中指抹上眼皮 10 次（两眼微闭，从内向外抹）。五是捏两眉。用双手拇、示指同时从内侧眉心开始，向外侧捏至眉梢（似捏饺子一样）5 次。

3. 腰腿痛 老年人常见的腰痛原因有：劳损，因以往负重造成慢性损伤；脊椎退行性改变；肌肉、韧带等组织老化。操作：一是搓腰。对掌搓热，两手交替从腰骶部开始上下揉搓至第三腰椎及腰两侧，到有发热感时为止，一般 30 次左右。二是揉擦腰眼。两手握拳,以双手拳眼紧贴腰眼(腰两侧凹陷)处,作上下揉,左右各 10～15 次。三是敲打腰部肌肉。两手握拳,以双手拳背敲打腰部两侧肌肉。

(陈文婷)

第三节 社区常见老年疾病的中医指导

一、高血压病的中医指导

(一)疾病介绍

高血压,是指以体循环动脉压升高为主要临床表现的心血管综合征,属于中医学的"眩晕""头痛""肝风"范畴。本病是由于情志不遂、年老体弱、饮食不节、外感六淫等因素导致清窍失宁或髓海失养,以头晕、头痛、头胀、眼花,或伴有耳鸣、心悸、汗出为主症的一种疾病。

(二)发病原因

本病常见的病因有情志不遂、年老体弱、饮食不节、外感六淫等因素导致清窍失宁或髓海失养,肾阴不足、肝阳偏亢为其基本病机。

1. 情志不遂　忧郁恼怒太过,肝失调达,肝气郁结,气郁化火,肝阴耗伤,风阳易动,上扰头目,发为眩晕。

2. 年老体弱　肾为先天之本,主藏精生髓,脑为髓之海。年老肾精亏虚,髓海不足,无以充盈于脑,或体虚多病,损伤肾精肾气,或房劳过度,肾精亏虚,均可导致髓海空虚,发为眩晕。且肾阴亏虚,水不涵木,阳亢于上,亦可发为眩晕。

3. 饮食不节 嗜食生冷,饮酒无度,过食肥甘厚味,损伤脾胃,以致健运失司,水湿内停,聚而生痰,痰湿中阻,清阳不升,头窍失养,故发为眩晕;或进食较少,脾胃生化气血不足,致脑失所养,发为眩晕。

4. 外感六淫 寒则收引,热则弛张,巅顶之上唯风可到,湿性黏滞,燥性干涩,均致经脉运行失度,挛急异常,而致脑失所养,发为眩晕。

此外,跌仆损伤,头脑外伤,瘀血停留,阻滞经脉,而致气血不能上荣于头目,故眩晕时作。

（三）中医治疗

1. 中成药 天麻钩藤颗粒、松龄血脉康、复方罗布麻颗粒、牛黄降压丸、清脑降压片、安宫降压丸等可用于肝阳上亢型高血压;杜仲降压片适用于肾精不足型高血压。

2. 单方验方 菊花300 g,加水浸泡过夜,次日煎2次,每次煎半小时,浓缩至500 mL,分2～3次口服。对于肝阳上亢型高血压,可用菊花泡茶频饮,或服用菊花制品代茶饮。外治法可用穴位贴敷,将吴茱萸15～30 g研成末,以食醋调成糊状,于临睡前敷于两足的涌泉穴上,以纱布包裹固定,12～24小时一换。

（四）预防调护

(1) 减轻体重,将BMI控制在＜24 kg/m²;减少钠盐摄入,每人每日食盐摄入不超过6 g;减少脂肪摄入,防止暴饮暴食。

(2) 戒烟限酒,增加运动,提高心血管调节适应能力,稳定血压水平,避免久坐少动,注意劳逸结合。

（3）减轻精神压力，保持精神舒畅，情绪稳定，避免过度刺激。

（4）定期监测血压。

二、老年高脂血症的防治

（一）疾病介绍

高脂血症是导致动脉硬化、冠心病、脑血管疾病的重要因素之一，属于中医学的"痰湿""痰浊"范畴。本病多由饮食不节、情志不遂、年老体弱等因素导致脏腑功能失调，痰湿内生，痰浊中阻所致，其病机主要与肝、脾、肾三脏关系十分密切。高脂血症常被称为高血脂，又称为血脂异常，通常指血浆中三酰甘油和（或）总胆固醇升高，也包括高密度脂蛋白胆固醇降低。高脂血症与其他心血管风险因素相互作用导致动脉硬化，可增加心脑血管疾病的发病率和病死率。

本病可见于不同年龄及性别的人群，发病高峰在 50～69 岁，某些家族性高脂血症还可见于婴幼儿。

（二）发病原因

本病通常由饮食失当、情志、起居、年龄等因素引起。

1. 饮食失当 饮食不节，摄食过度，或恣食肥腻甘甜厚味，过多膏脂随饮食进入人体，输布、转化不及，滞留血中，因而血脂升高。长期饮食失当，或酗酒过度，损及脾胃，健运失司，致使饮食不归正化，不能化精微以营养全身，反而变生脂浊，混入血中，引起血脂升高。前者为实证，后者为虚中夹实证，这是两者不同之处。

2. 喜静少动 或生性喜静，贪睡少动；或因职业工作所限，终日伏案，多坐少走，人体气机失于疏畅，气郁则津液输布不利，膏脂转化利用不及,以致生多用少,沉积体内,故血脂升高。

3. 情志刺激　思虑伤脾,脾失健运,或郁怒伤肝,肝失条达,气机不畅,膏脂运化输布失常,血脂升高。

4. 年老体衰　人老则五脏六腑皆衰,以肾为主:肾主五液,肾虚则津液失其主宰;脾主运化,脾虚则饮食不归正化;肝主疏泄,肝弱则津液输布不利,三者皆使膏脂代谢失常,引起血脂升高。若房劳过度,辛劳忧愁,亦可使人未老而先衰。

5. 体质禀赋　父母肥胖,自幼多脂,成年以后,形体更加丰腴,而阳气常多不足,津液膏脂输化迟缓,血中膏质过多。或素体阴虚阳亢,脂化为膏,溶入血中,血脂升高。

(三)中医治疗

1. 中成药　复方山楂片、复方葛根片 2 号、血通片、首乌合剂、脉安冲剂、降脂冲剂、平脂宁等,对降低胆固醇、甘油三酯具有一定疗效。

2. 单方验方

(1)楂荷茶:山楂 15 g,荷叶 12 g,水煎服。每日 1 剂,日服 2 次或代茶频饮。

(2)菊决粥:菊花 10 g,决明子 10～15 g,粳米 50 g,冰糖适量。先将决明子炒至微有香气,取出待冷后与菊花煎汁,去渣取计 350 mL,放入粳米煮粥,粥将熟时加入冰糖,再煮一二沸即可食用。每日 1 次顿食,5～7 日为 1 个疗程。大便稀者忌服。

(四)预防调护

(1)增加运动,控制体重在正常范围内。

(2)低盐低脂饮食,减少饱和脂肪酸和胆固醇摄入,避免油煎油炸食物,补充植物蛋白质和可溶性纤维,戒烟限酒,限制钠盐摄入,禁饮烈酒。

(3) 保持精神舒畅,情绪稳定。

三、老年糖尿病的防治

(一) 疾病介绍

糖尿病属于中医学的"消渴"范畴。消渴是以多饮、多食、多尿,形体消瘦乏力,或尿有甜味为主要临床表现的一种疾病。糖尿病是由多种病因引起的以慢性高血糖为特征的代谢紊乱。高血糖是由于胰岛素分泌或作用的缺陷,或者两者同时存在引起。涉及糖、蛋白质、水、电解质等代谢异常,临床常见的表现为"三多一少",即多食、多饮、多尿和体重减轻。久病可引起多系统损害,导致心脏、血管、眼、肾、神经等组织慢性进行性病变,引起功能缺陷及衰竭,病情严重或应激时可发生急性代谢紊乱,例如酮症酸中毒、高渗性昏迷等。本病是一种慢性终身性疾病,合理的综合治疗手段可以使病情得到良好的控制,并可防止或减缓慢性并发症的发生和发展。

(二) 发病原因

消渴病的病因比较复杂,禀赋不足、情志失调、饮食不节、劳欲过度是引起消渴病的主要原因。

1. 禀赋不足　先天禀赋不足,五脏虚弱,尤其是肾脏素虚,阴虚体质最易罹患本病。

2. 情志失调　长期精神刺激,如郁怒伤肝,肝气郁结,或劳心竭虑,营谋强思等,以致气机郁结,化火生热,上燔肺津,中消胃液,下灼肾阴,而发消渴。

3. 饮食不节　长期过食肥甘、醇酒厚味、辛辣香燥,损伤脾胃,致脾胃运化失司,积热内蕴,化燥伤津,消谷耗液,发为消渴。

4. 劳欲过度　房事不节,劳欲过度,耗伤阴精,肾阴亏损,虚火内生,上灼肺胃,终至肾虚、肺燥、胃热俱现,发为消渴。

（三）中医治疗

1. 中成药　消渴丸适用于消渴之气阴两虚型,对多饮、多尿、多食、消瘦、体倦乏力的患者疗效显著;降糖甲片适用于消渴证属脾肾气阴两虚型;降糖舒片,适用于气阴两虚而便秘的 2 型糖尿病;玉泉丸对肾亏气虚、内热心烦的糖尿病较适合;糖脉康颗粒可补气养阴、活血化瘀,适用于气阴两虚而有心脑血管并发症者。

2. 单方验方　玉米须适量,新鲜或干品均可,配枸杞子 10 g,以开水冲泡后代茶饮。适用于消渴口干多饮者。

（四）预防调护

（1）本病除药物治疗外,饮食调摄十分重要。作为糖尿病患者的基础治疗,它直接关系到病情的控制和血糖的稳定。在保证机体合理需要的情况下,定时定量进食米、麦、杂粮,配以蔬菜、豆类、瘦肉、鸡蛋等,限制粮食、油脂的摄入,忌食糖类。

（2）要有耐心,做好长期与糖尿病作斗争的准备。戒烟戒酒、浓茶及咖啡,养成良好的生活习惯和卫生习惯。

（3）保持心情舒畅,力求做到开朗、豁达、乐观,避免精神紧张、生气恼怒。

（4）适当参加体育锻炼,调节劳逸,节制房事等,均有利于糖尿病的控制和稳定。

（5）肥胖者尚须控制体重的增加,减肥有利于本病的康复。

（6）坚持定期到医院复诊,及时调整治疗方案。

四、老年骨质疏松的防治

（一）疾病介绍

骨质疏松是随着年龄不断增长,骨组织微结构退变,骨矿成分和骨基质等比例减少,骨质变薄,骨小梁数量减少,骨脆性增加,以致容易发生骨折危险的全身骨代谢障碍的退行性疾病。中医学把骨质疏松归属"骨痿""骨痹"范畴。本病好发于 65 岁以上老龄人,女性多于男性,骨质疏松不仅威胁老年人特别是妇女的健康,而且成为严重的社会问题。

（二）发病原因

本病主要与年龄老化、生活方式、某些疾病及药物因素引起。

中医学认为,骨质疏松发生的根本原因是肾虚精亏,部分患者又与后天失养,如脾胃虚弱,脾胃运化失调有关,也有部分患者由于经常感受风寒湿邪,邪气阻滞,正气亏虚,导致痰瘀等继发致病因素的产生而痹阻经络,气血津液不能濡养筋骨,便容易发生骨质疏松。

（三）中医治疗

1. 中成药　归肾丸、复方补骨脂冲剂、补肾健骨胶囊、补肾壮骨丸可用于肝肾亏虚;苁蓉补肾丸、鱼鳔补肾丸可用于脾肾阳虚;骨疏康胶囊可用于气血瘀滞等。

2. 单方验方　① 龟甲 100 g,鸡蛋壳 100 g,洗净沥干后炙酥研细末,白糖 50 g,和匀。② 核桃仁 100 g,沸水浸泡后撕去表皮,沥干,芝麻 50 g,白糖 30 g,捣和。③ 猪脊髓 100 g,党参 5 g,菟丝子 5 g,熟地黄 5 g,盐适量,隔水炖 4 小时。

（四）预防调护

（1）注意饮食要均衡。增加饮食中钙、蛋白质、氨基酸、维生素和微量元素等营养素的摄入，低盐饮食，减少或避免烟、酒、咖啡因和碳酸饮料的摄入。

（2）避免久坐少动，应适量运动。运动中的肌肉能刺激骨组织成骨细胞，增加骨的形成。

（3）多进行户外运动，增加日光照射。日光照射可刺激维生素 D 的合成，使钙质吸收利用增加。

（陈文婷）

参考文献

［1］ 陈利国，马民.中医养生康复学［M］.广州：暨南大学出版社，2013.

［2］ 钟赣生.中药学［M］.北京：中国中医药出版社，2021.

［3］ 胡天佑，胡士能.中医健康传播学［M］.南京：东南大学出版社，2017.

［4］ 陈利国，马民.中医养生康复学［M］.广州：暨南大学出版社，2013.

［5］ 李灿东.中医诊断学［M］.北京：中国中医药出版社，2021.

［6］ 施洪飞.中医食疗学［M］.北京：中国中医药出版社，2021.

［7］ 井夫杰.推拿治疗学［M］.北京：中国中医药出版社，2021.

［8］ 刘恩钊.常见病中西医指导用药［M］.北京：人民卫生出版社，2015.

［9］ 陈绍虎，朱玉峰.健康管理与康复［M］.北京：中国轻工业出版社，2020.

［10］ 吴勉华.中医内科学［M］.北京：中国中医药出版社，2021.

第四章
康 复 指 导

第一节　老年人颈椎病康复

一、颈椎病的概述

颈椎病是由于颈椎椎间盘退行性变、椎间关节及椎管内韧带退行性变引起的颈脊髓、神经根、交感神经及血管受压所引起的以颈肩痛和肢体麻木等一系列症状的综合征。2018年颈椎病专家共识指出：颈椎病是指颈椎椎间盘退行性改变及其继发的相邻结构病理改变累及周围组织结构（神经、血管等）并出现与影像学改变相应的临床表现的疾病。

颈椎间盘退行性变是引起颈椎病的主要原因，其发生还与多种因素有关，包括慢性劳损、头颈部外伤、颈椎发育性椎管狭窄等。

二、分型及主要症状

颈椎病根据组织结构受累出现的临床表现分为5型，包括颈型颈椎病、神经根型颈椎病、脊髓型颈椎病、交感神经型颈椎病、椎动脉型颈椎病,其中神经根型发病率最高。

(1)颈型颈椎病以颈肩背部酸、胀、痛等不适感为主要表现,伴有颈部僵硬、头晕。

(2)神经根型颈椎病为颈肩痛、上肢疼痛以及从肩部沿上肢到手指的放射痛及麻木感为主。

(3)脊髓型颈椎病以上下肢或躯体的感觉异常(如麻木、疼痛、束带感、踩棉感)、肌力下降为主要表现。

(4)交感神经型和椎动脉型颈椎病较少见,容易出现头痛、头晕、恶心等症状,需要与其他疾患做鉴别诊断。

三、诊断及康复治疗

一般结合患者的病史、临床表现、体格检查和影像学表现等进行诊断,颈椎间盘退行性变是引起颈椎病的直接病因,慢性劳损、头颈部外伤等都是导致退行性变的因素。体格检查包括检查患者的颈部活动范围,是否存在活动受限及受限的角度,查看患者的皮肤感觉情况,可以进行一些徒手实验包括臂丛牵拉实验、压颈实验;影像学检查包括 X 线检查(查看颈椎曲度、骨质增生等情况)、CT、MRI(对定性、定位有重要意义)。

根据病程和病情选择合适的治疗方法,主要分为手术治疗和非手术治疗。非手术治疗方法如下。

1. **药物治疗** 非甾体类抗炎药物、神经营养药物及骨骼肌松弛类药物等。

2. **头颈牵引** 在安全的前提下,首次小重量,遵循缓慢、持续的原则,牵引重量从体重的 8% 起渐增。

3. **传统疗法** 针灸、拔罐、推拿等。

4. 康复治疗　分为物理因子治疗和运动治疗,物理因子治疗包括电疗、光疗、热疗、超声波、冲击波等;手法治疗包括关节松动、肌肉放松等。

5. 饮食疗法

(1) 控制高油、高盐食物的摄入,避免钙的流失。

(2) 戒烟限酒,吸烟会损害椎间盘及其周围软组织,过量饮酒是导致骨质疏松的因素之一。

(3) 增加含蛋白质和维生素食物的摄入,可以有效提高骨骼和肌肉的强度。

(4) 注意补钙,预防和减少骨质疏松的发作。

四、居家康复运动指导

颈椎病急性发作期应多卧床休息,缓解肩颈部肌肉的疲劳,减少低头次数、适当活动颈椎。不良的身体姿势和生活习惯是导致颈椎病发作的重要原因,在日常生活中要避免这些不良姿势和习惯的出现,如半卧在床上看手机、看电视等。适度锻炼也能缓解肌肉疲劳、增强颈部肌肉肌力、颈椎活动范围,预防和减少颈椎病的发作,以下介绍几种锻炼方法。

1. 米字操　取坐位或站位,双臂放松下垂,全程配合呼吸,动作轻柔缓慢,每次做完动作后恢复至原位置停留1~2秒后,再行下一动作:首先缓慢抬头,眼睛向上看,抬至最大幅度后,停留1~2秒,缓慢恢复至原位;缓慢低头,眼睛向下看,尽量用下巴碰到胸骨,停留1~2秒,缓慢恢复至原位;双眼平视,头朝左侧转动,转动至最大幅度后停留1~2秒,缓慢向右转动回到原位;双眼平视,头朝右侧转动,转动至最大幅度后停留1~2

秒,缓慢向左转动回到原位;双眼向前看,头向左侧肩膀倾斜,尽量用耳朵贴近肩膀,至最大幅度后停留 1～2 秒,缓慢恢复至原位;双眼向前看,头向右侧肩膀倾斜,尽量用耳朵贴近肩膀,至最大幅度后停留 1～2 秒,缓慢恢复至原位;上述 6 个动作,为 1 个循环,重复 4～8 个循环。

2. **拮抗放松法**　取坐位或站位,双手交叉置于头后枕部,在头颈用力后伸的同时,双手用力抵抗,持续 5～8 秒后放松,头恢复至原位,重复 6～8 次;取坐位或站位,两手在头后枕部相握,两前臂夹紧头部,头颈向左侧旋转时,左前臂发力抵抗,持续 5～8 秒后放松,头恢复至原位,头颈向右侧旋转时,右前臂发力抵抗,持续 5～8 秒后放松,头恢复至原位。

3. **小燕飞**　取俯卧位(面朝下趴着),双手向前上方平展,头、胸尽量上抬,初练时强度不需要太高,逐渐增加,每次持续 3 秒,重复 10 次,小燕飞可以帮助强化颈肩部肌肉,增强肌肉力量。

五、注意事项

（一）禁忌证

1. **牵引治疗的禁忌证**　严重骨质疏松患者、脊髓型颈椎病脊髓受压较明显者,有明显颈椎节段性不稳者,体质太差、牵引后症状加重者。

2. **物理因子治疗的禁忌证**

（1）恶性血液系统疾病、恶性肿瘤及各种恶性疾病。

（2）皮肤感觉障碍的患者要注意剂量,电疗的禁忌人群包括安装心脏起搏器者,电流不能耐受者,光疗禁忌人群包括对光过敏者。

（二）生活习惯

颈椎病患者日常生活中应注意避免头颈部受凉,寻找高度合适的枕头,避免重体力劳动,尽量少拎重物,在乘坐长时间的交通工具的情况下,可以佩戴护颈枕减轻颈椎的压力。

所有治疗必须以安全为前提,遵循循序渐进的原则。

（江 瑞）

第二节 老年人肩肘疾病康复

一、肩关节病变和损伤

（一）概述

肩关节疼痛又称肩痛,是指因各种急慢性损伤导致的肩关节及其周围肌肉产生的疼痛,包括肩关节周围炎、肩袖损伤、肩峰下撞击综合征、肱二头肌长头肌肌腱炎等。

本病病因不明,主要与肩关节退行性病变、肩部的慢性劳损、急性外伤、受凉、感染及活动减少等因素有关。颈椎疾病造成的肩部神经营养障碍可能也是病因之一。

急慢性损伤可致关节囊、韧带和肌肉损伤,使关节囊变薄和出现裂隙,肩峰下滑囊、喙肩韧带或冈上肌腱断裂,肩峰、喙突或肱骨大结节骨质增生等,或发生无菌性炎症、局限性坏死、粘连、钙化等病理改变。

（二）主要症状

1. 肩关节周围炎　50岁左右发作,又称"五十肩",病程数月,有明确的自愈倾向。主要表现为肩关节疼痛,关节活动障碍。疼痛特点为肩关节钝痛,急性重者一触即痛,可能是组织有撕裂;有的按压时反而减轻,表现为慢性疼痛,夜间疼痛为著。运动功能障碍为外展、前屈、外旋和内旋受限。病程长者可因神经营养障碍及失用导致肌肉萎缩,三角肌最显著。

2. 肩袖损伤 肩部疼痛,疼痛以肩前外侧疼痛为主,尤其是举过头顶或对抗阻力时疼痛更加明显。部分患者夜间休息时疼痛剧烈,难以忍受。完全撕裂时也可能没有任何疼痛症状(主要表现为肌无力),尤其是缺乏活动的老年人。肩关节活动障碍,最常表现为肩关节外展受限(从身体侧方上抬胳膊),有时可感觉到肩关节像被卡住、绞锁而不能继续活动。严重时,甚至手臂举过头顶、自己梳头发等日常活动都难以完成。肩部无力,自觉患侧肩部肌肉乏力(轻微撕裂时难以察觉)。

3. 肩峰下撞击综合征 患者手臂抬高或者侧卧时,肩关节内软组织被挤压而产生疼痛,由多种原因产生,表现为肩前方慢性钝痛,在上举或外展活动时症状加重,患臂上举 60°~120° 范围出现疼痛或症状加重,肌力明显减弱。

4. 肱二头肌长头肌肌腱炎 肩关节前部疼痛,可向上臂前外侧放射,夜间加剧,肩部活动后加重,休息后好转。急性期不能取患侧卧位,穿、脱衣服困难。早期肩关节活动尚无明显受限,但外展、后伸及旋转时疼痛,症状会逐渐加重,肩关节活动受限,患手不能触及对侧肩胛下角,肱骨结节间沟处压痛明显。

(三)诊疗及康复治疗

1. 肩关节病变和损伤的诊断 视诊、触诊、肩关节活动度测量、X 线片、CT、MRI、神经肌电图等。

2. 治疗 理疗、手法、运动疗法、药物、注射、手术及饮食调理等。

（四）居家康复运动指导

1. **良好生活习惯的养成**　在运动时，要掌握正确的运动姿势，避免不必要的损伤，还要做好活动前的准备工作。

日常抓取高处重物需要正确估计物品重量，如果比较重，要改变拿重物的姿势。可以把单手提重物改为背包或者小推车，尽量避免损伤。

平时需在工作学习之余进行专门的强化肩关节周围肌肉力量训练，以提高肩关节稳定性和正常活动功能。

2. **居家自我运动疗法**

（1）肩关节周围炎。

1）爬墙法：是肩关节锻炼的最常用方法，首先患者面向墙壁，双臂紧贴在墙面上，然后手指带动手臂逐渐向上做爬墙的动作，一点点用力地向上爬，尽量达到更高的高度，建议患者每日爬到某个高度之后在墙上画一条线，每日进步一些，直至达到正常范围。

2）画圈法：可以上下方向画圈，也可以左右方向画圈，通过画圈的动作，达到增加肩关节活动度的目的，建议每次画10～20圈，每日练习3～5次，根据患者疼痛的情况以及患者的体力逐渐加量。

3）梳头法：患者双手交替去摸自己的前额、头顶、枕后以及耳后，向前纵向绕头1圈，就像梳头一样，每次练习10～20下，每日练习3～5次。

（2）肩袖损伤、肩峰下撞击综合征和肱二头肌长头肌肌腱炎：肩关节以制动休息为主，外展和前伸时手臂尽量不高于肩膀。

（五）注意事项

肩关节骨折、严重骨质疏松患者，严禁进行高强度运动疗法。肩关节病变和损伤患者大多数可以通过保守治疗和居家康复获得满意的疗效，良好的生活方式以及积极乐观的心态对治疗和康复有着重要的意义。

二、肘关节病变和损伤

（一）概述

肘关节疼痛的原因多见于外伤、慢性劳损、关节炎等多种情况，肘关节疼痛的原因是多方面的，多见于慢性劳损，如肱骨外上髁炎（网球肘）、肱骨内上髁炎（高尔夫球肘）、肘管综合征等。

病因不明。主要与肘关节退行性病变、肘部的慢性劳损、急性外伤、受凉、感染等因素有关。

（二）主要症状

1. **肱骨外上髁炎（网球肘）** 症状初期，患者只是感到肘关节外侧酸痛，或自觉肘关节外上方活动痛，疼痛有时可向上或向下放射，感觉酸胀不适，不愿活动。手不能用力抓握，拧毛巾、打毛衣等运动可使疼痛加重。

2. **肱骨内上髁炎（高尔夫球肘）** 在屈腕或前臂旋前时可因肌腱的牵拉而产生疼痛，尤在主动屈腕、前臂旋前时疼痛明显，有时可沿尺侧向下放射，屈腕无力，肱骨内上髁明显压痛。

3. **肘管综合征** 症状早期，患者常感到小指指腹麻木、不适，有时写字、用筷子动作不灵活。症状加重时，尺侧腕屈肌及环指、小指指深屈肌肌力弱，手内在肌萎缩，出现轻度爪形手畸形。

（三）诊疗及康复治疗

1. 肘关节病变和损伤的诊断 视诊、触诊、肘关节活动度测试、X线片等。

2. 治疗 支具制动、理疗、手法、运动疗法、药物、注射、手术及饮食调理等。

（四）居家康复运动指导

1. 良好生活习惯的养成 在运动时，要掌握正确的运动姿势，避免不必要的损伤，还要做好活动前的准备工作。

日常少拎重物，避免拧毛巾等肘关节内外旋动作。

平时需在工作学习之余进行专门的强化肘关节周围肌肉力量训练，以提高肘关节稳定性和正常活动功能。

2. 居家自我运动疗法 ① 握拳训练；② 前臂旋前、旋后训练；③ 手腕后伸；④ 屈腕练习。

（五）注意事项

肘关节骨折、严重骨质疏松患者，严禁进行高强度运动疗法。

肘关节病变和损伤患者大多数可以通过保守治疗和居家康复获得满意的疗效，良好的生活方式以及积极乐观的心态对治疗和康复有着重要的意义。

（周　善）

第三节　老年人腰椎病康复

一、腰椎病的概述

腰椎病是腰椎椎体、椎间盘、韧带、肌肉因退行性病变或者外伤所引起疾病的统称,包括腰椎间盘突出症、腰椎管狭窄症、腰椎椎体滑脱、腰椎侧凸、腰肌劳损等。腰椎病是一种常见病,多达 80％的人曾有过腰背痛的症状,而腰椎间盘突出症是腰痛最常见的原因,常见于中老年人,男性多于女性。

随着年龄的增长,椎体、椎间盘、韧带和肌肉组织的退行性病变不可避免,长期的劳动或者运动引起的损伤以及外伤都是引起腰椎病的原因。

二、主要症状

1. **腰椎间盘突出症** 腰椎病的主要表现形式,早期以腰痛为主要症状,之后多数患者会出现坐骨神经痛。中央型腰椎间盘突出,压迫马尾神经,可出现大小便障碍,双下肢不完全性瘫痪。

2. **腰椎管狭窄症** 发病多为中老年人以及从事体力劳动者。患者保持身体前倾或者弯腰时,疼痛可减轻,故出现前倾位步行姿势。

间歇性跛行是其典型症状,行走时出现腰部酸痛感,下肢有酸麻胀痛以及负重感和乏力,随即出现跛行步态,在扶住固定物或者坐下后,症状明显缓解。大多数患者会出现坐骨神经痛的症状,少数患者有马尾神经损伤。

3. **腰椎椎体滑脱** 许多患者早期没有症状,在外伤、劳累、运动后会出现下腰痛或者下肢沉重酸痛症状。久站、长时间行走、弯腰幅度大或者过度负重时症状加剧,休息后症状减轻或消失,通常为间歇性发作,可伴有坐骨神经痛,多数患者会合并腰椎间盘突出而出现放射性疼痛麻木等症状。

4. **腰椎侧凸** 早期无明显症状,随着退变加重,腰椎侧弯角度增大,常有下腰痛、坐骨神经痛、间歇性跛行等症状。

5. 腰肌劳损　以不明原因的慢性腰部疼痛为主,表现为酸胀痛,腰部有下坠感和无力感,做弯腰动作困难,长时间弯腰可导致疼痛加剧。休息时疼痛减轻,劳累时疼痛加重。适当活动或者改变体位时疼痛减轻,久站或者扭腰时疼痛加重。经常用双拳叩击腰部可缓解疼痛。

三、诊疗及康复治疗

腰椎病的诊断:压痛点的检查、腰部活动度检查、直抬腿试验、神经系统检查、X线片、CT、MRI、神经肌电图、脊髓造影等。

治疗:卧床休息、牵引、理疗、手法、运动疗法、药物、注射、手术及饮食调理等。

四、居家康复

(一)良好生活习惯的养成

正确的姿势和动作是防止腰椎病腰腿痛发作的根本方法,同时这些动作也可用来治疗腰腿痛。

很多人会习惯性地选择前倾的坐姿,大部分人喜欢半躺在沙发上看电视、玩手机。其实这些舒服的姿势容易伤腰,时间长了就会引起腰痛。人平躺时,腰椎负荷较小,站立时身体前倾并弯腰搬重物,腰椎负荷较大。工作学习时趴在桌子上、去超市购物前倾靠在购物车上,都会让腰部承受很大的压力,容易出现腰椎损伤。所以,更要警惕那些舒服的姿势给腰椎带来的损伤。

1. 坏习惯同样很伤腰

(1)半躺在沙发上:"葛优躺"姿势让腰部肌肉、韧带处于松弛状态,失去原有的固定作用,脊柱生理曲度变直,久而久之造成连接腰椎的椎间盘突出。

（2）缺乏运动：长期不运动,会让肌肉力量下降,对于脊椎的保护能力也下降。

（3）穿不对鞋：穿细高跟鞋走路时,身体会前倾,背部弧度增加；穿无跟鞋、平底鞋、人字拖等,由于没有减震缓冲作用,会造成步态不稳,体重无法均匀地分布在脊柱上,从而导致椎间盘受损。

（4）腰部受凉：在低温环境下,血运丰富的肌肉组织还勉强可以适应,但血运较差的关节很难适应,容易出现腰腿疼痛症状,所以平时要注意腰部保暖。

（5）床垫不合适：过硬或者过软的床垫都会引起腰部生理曲度的异常,床垫的软硬度,以躺在上面腰部没有明显下陷较为适宜。

（6）弯腰做家务：很多人做家务时总是弯着腰,扫地、拖地时常常一侧用力,这样容易让背部承受更多压力。建议做一会儿家务休息一下,同一种动作别持续太久。拖地、洗碗、择菜的时候,要尽量保持上身直立,减少对腰椎的伤害。

2. 预防腰痛,从"坐"开始

（1）首先,你需要一把舒适的椅子。椅子不宜"太深",坐下时臀能能把椅子坐满,让腰背部完全紧贴着椅背；两脚要能平放地面,使膝盖同高或稍高于臀部。其次,找一个舒适的靠垫。靠垫最好选择能和腰椎完全贴合,材质稍微硬一点,有一定的支撑强度。最后,时刻纠正不正确坐姿。

（2）每隔1小时,一定要站起来活动10分钟,做一些腰背部的伸展运动。

（3）除了办公,开车时在腰部垫个 2～3 寸厚的小靠枕,同样有助于缓解驾车引起的腰酸背痛。

（二）居家自我运动疗法

腰椎病患者可通过自我运动疗法,来提高腰背肌肉张力,改变和纠正异常姿势,增强韧带弹性,活动椎间关节,维持脊柱正常形态。腰背肌训练有助于防止肌肉萎缩,使肌强度和耐力增加。

1. 仰卧位——屈伸腿 双腿伸直,一侧腿缓慢地屈膝屈髋,足底与地面平行,足跟尽量靠近臀部,再缓慢伸直,左右腿交替,重复上述动作。

2. 仰卧位——直腿抬高 在双腿伸直的状态下,一侧腿缓慢抬高,根据自身情况,尽量抬高到 60°以上,再缓慢放下,双腿交替进行。注意膝关节不能弯曲,在抬起和放下的过程不能过快。

3. 背桥——五点支撑 双腿屈曲,稍并拢,双手放在身体两旁,以起到支点作用。缓慢抬高背部和臀部,呈搭拱桥姿势。此姿势保持 3～5 秒,再缓慢放下。

4. 背桥——三点支撑 在上一节五点支撑背桥的基础上,双手抱于胸前,同样缓慢抬高背部和臀部,呈搭拱桥姿势。此姿势保持 3～5 秒,再缓慢放下。

5. 头伸位小燕飞——俯卧挺身 双手置于胸前,用小臂和肘关节支撑,肩、大臂、小臂各自呈 90°,伸直双腿,放松腰部和臀部,根据自身情况,头尽量抬高,带动身体往上抬,髋关节紧贴地面,并在最高点坚持 30 秒以上,然后缓慢放下,再重复上述动作。

五、注意事项

腰椎骨折、椎管肿块、腰椎血管瘤、严重骨质疏松患者,严禁进行高强度运动疗法。

　　腰椎病患者大多数可以通过保守治疗和居家康复获得满意的疗效,良好的生活方式以及积极乐观的心态对治疗和康复有着重要的意义。

(周　善)

第四节　老年人膝踝疾病康复

一、膝踝关节疾病的概述

　　膝关节的常见疾病有膝骨关节炎、交叉韧带损伤、半月板损伤。其中以膝骨关节炎最为常见。膝关节炎主要指膝关节骨性关节炎(knee osteoarthritis,KOA)。该病是一种以膝关节软骨退行性病变和继发性骨质增生为特征的慢性关节疾病,膝关节炎症状往往进展缓慢,随着时间推移逐渐出现膝关节疼痛、肿胀、僵硬、畸形等,导致患者不能灵活活动,严重者可完全无法行动。

　　踝关节的常见疾病有踝关节炎,踝关节韧带扭伤,扁平足,拇外翻等。

　　膝关节炎病因和发病机制尚不明确,其发生与患者年龄、肥胖、炎症、创伤及遗传因素等有关。当出现天气变化、受凉、劳累时也常会引起关节酸胀不适,容易诱发膝关节疼痛;另外当关节受到外伤或关节活动度大时,关节疼痛及活动障碍的症状会加重。

二、主要症状

　　主要的症状是关节疼痛和压痛、关节僵硬、关节肿大、骨摩擦感和关节活动障碍。我国膝关节症状性骨关节炎的患病率为8.1%,膝关节炎发病率明显高于髋骨关节炎,呈现明显的地域差异,即西南地区及西北地区明显高于华北地区和东部沿海地区。从区域特征来看,农村地区膝关节症状性骨关节炎患病率高于城市地区。

1. 关节活动受限　膝关节炎早期影响膝关节活动不明显,多表现为膝关节长时间固定姿势后改变体位时短时间不灵活感。在早晨起床时关节僵硬活动度下降,称为"晨僵",一般晨僵持续时间短,多在30分钟内,活动后可缓解。晚期关节活动可能明显受限,甚至导致残疾。

2. 关节畸形　早期畸形不明显,随着疾病进展、软骨层变薄、半月板损伤脱落或骨赘增生等变化都可导致膝关节出现明显内翻、外翻、旋转畸形。膝内翻畸形是膝关节炎最常见的畸形。

3. 关节肿胀　部分膝关节会因骨质增生或关节积液而出现关节肿胀。

4. 骨摩擦感(音)　关节软骨有减少关节摩擦力的功能,当关节软骨破坏、关节面不平整时,关节活动会出现关节摩擦的感觉或嘎吱作响,称为骨摩擦感(音)。

5. 肌肉萎缩　晚期患者会出现持续关节疼痛、活动度下降、肌肉萎缩从而引起关节无力。患者行走时常会感到腿软、关节不能完全伸直或活动障碍。

三、膝踝关节疾病诊疗及康复治疗

（一）踝关节疾病诊疗

1. 踝关节韧带损伤　踝关节扭伤可能会导致韧带部分损

伤,出现局部充血和水肿,活动时会感到明显的疼痛。这类损伤通常通过休息可以完全恢复,可以外用扶他林乳胶剂以消肿止痛等方法进行局部治疗,一般无须口服药物治疗。在日常生活中,可以使用护踝器等辅助装置进行保护,以促进损伤的康复。

2. 踝关节韧带断裂伴或不伴撕脱骨折 这种情况下,通常会出现较明显的肿胀,皮下可能出现紫色淤血斑,疼痛也较为严重。需要前往医院进行检查,拍摄 X 射线等影像学检查。一般情况下,可以采取石膏固定的方式治疗,要求固定时选择与受伤方向相反的固定方式,这可以促进断裂的韧带愈合。

(二)膝关节疾病诊疗

1. 膝关节滑膜炎 滑膜炎是膝关节常见的炎症性疾病,常由于关节损伤、滑膜过度刺激或感染引起。症状包括关节疼痛、肿胀、活动受限等。诊断通常通过体格检查和影像学检查,如 X 射线、MRI 等。治疗方面,可采用非手术治疗,包括休息、物理治疗、药物治疗(如非甾体类抗炎药)和注射治疗等。严重情况下,可能需要手术治疗。

2. 膝关节半月板损伤 半月板是膝关节内的软骨结构,常因膝关节的旋转或扭转运动而受损。常见的症状包括关节内疼痛、肿胀、关节卡住或无法完全伸展等。诊断通常通过体格检查和影像学检查,如 MRI。治疗方法根据损伤的程度和位置而异,可以采用保守治疗(如物理治疗和药物治疗)或手术治疗(如半月板修复或切除)。

康复治疗在膝踝关节疾病康复中起着重要的作用,通过定制的康复计划和指导,可以帮助恢复膝踝关节的功能,减轻疼痛,并提高生活质量。在康复期间,医生和物理治疗师会指导进行适当的康复运动、肌力训练和伸展练习,以加速康复过程。

四、膝踝关节疾病居家康复运动指导

膝踝关节居家康复运动的主要原则是疼痛原则,即疼痛出现时或不能耐受疼痛时,停止训练并休息及冰敷。而未出现疼痛或能够耐受疼痛时则可以继续进行目标计划的训练。还需要建立合理的日常活动方式,如保护受累的膝关节,避免长途疲劳奔走、爬山、上下高层楼梯,以及各种不良体位姿势(长久站立、跪位和蹲位等)。以下推荐几种能够在家完成的训练方式。

1. 股四头肌激活训练 取仰卧位或坐位,收缩股四头肌并努力伸膝保持5秒。可将毛巾卷置于足跟下,从而增加伸膝幅度和股四头肌收缩力度。每日3组,每组20次。

2. 短弧抬腿 取仰卧位,在膝关节下垫一球或毛巾卷,膝关节轻度屈曲至30°～45°。将膝关节完全伸直并维持5秒,然后缓慢放下。重复20次,每日3组。

3. 直腿抬高训练 取仰卧位,持续收缩股四头肌以保持下肢伸直并将下肢抬离床面。保持45°,维持1～2秒,然后缓慢放下,重复20次,每日3组。

4. 踝泵 踝关节缓慢背伸,跖屈,每次练习间隔5～10分钟,可以有效维持下肢的血液循环,该训练应该尽可能多次进行。

5. 站立位提踵训练 面朝墙壁站立,收缩双侧股四头肌,保持膝关节伸直的情况下踮起足尖保持1秒,然后缓慢落下。尽量减少扶墙,让自己保持平衡。重复20次,每日3组。

6. 靠墙蹲训练 取站立位,背部靠墙,双足向前,其足跟离墙面15～30 cm。通过屈曲髋关节和膝关节让身体缓慢下降至膝关节屈曲 45°，在此角度维持 5 秒，然后身体沿墙壁缓慢向上滑动直至起始站立位。每日进行 3 组，20 次/组。

7. 踝关节拼写训练　坐位或者站位，充分活动踝关节拼写字母。

五、注意事项

（1）注意休息，少干重活。在生活中，如果住在楼上的话，尽量不要走楼梯，另外还要少站立，站立较多也会影响到膝踝关节的恢复。

（2）不要穿过高的鞋跟走路。平时生活中走路，建议选择比较柔软的、有高帮的鞋。另外对于老年人来说，在日常活动或者做运动的时候，应该选择厚底的、带有弹性的鞋，这样能够减少膝盖关节处所受到的一些伤害，同时也可避免踝关节扭伤。

（3）不能长时间下蹲，因为下蹲很有可能会造成关节处受到伤害，同时也会加重病情。

（余泓侃）

第五节　老年人骨质疏松症康复

一、老年性骨质疏松症的概述

老年性骨质疏松症（SOP）是指老年时期（65 岁以上）发生的原发性骨质疏松症，又称为 II 型骨质疏松症或退变性骨质疏松症，骨密度（BMD）≤同人群峰值骨量均值的－2.5 个标准差。

SOP 的病因未明,一般认为与骨骼老龄化及多种环境因素有直接关系,可能主要与氧化应激引起的增龄性骨丢失、增龄性肌肉消耗、性腺类固醇激素缺乏、骨细胞和成骨细胞功能衰退、钙和维生素 D 缺乏、氧化应激-脂质过氧化和骨细胞吞噬功能障碍、内源性高皮质醇血症等因素相关。目前全球约有 2 亿骨质疏松症患者,我国也高达 7 000 万～8 000 万患者。骨质疏松症的发生率随着年龄增长而迅速升高,随着人类平均寿命的延长,SOP 与其所致的骨折患者将成倍增加,严重骨质疏松症或者髋部骨折时,患者丧失劳动力甚至生活自理能力,多在数月至 2 年内死于慢性衰竭或心肺功能不全。SOP 合并骨折后给患者、家庭和社会造成沉重的经济负担。随着社会进步与老龄化,骨质疏松症已经成为中国老年人群的最常见健康问题之一。

二、主要症状

SOP 主要症状是慢性骨骼-肌肉疼痛、身材变矮与骨畸形、髋部和胫腓骨近端骨折等。"腰背疼痛"或"全身骨痛"诉说,以腰痛最为突出,约占 67%,由于负重能力减弱,活动后导致肌肉劳损或肌痉挛,使疼痛加重。胸椎和腰椎骨质疏松症引起椎体压缩性骨折,临床多表现为身材变矮和脊柱畸形。SOP 严重后果是骨折及其并发症,以髋部骨折最为多见和最严重,其次是脊椎骨折。

三、诊断与治疗

SOP 除了主要临床表现外,还可以通过骨密度(骨矿含量和骨矿密度)测定、X 线片、定量超声、CT 与磁共振、骨代谢相关生化指标来准确判断。

SOP 的基础治疗和药物治疗：基础治疗主要包括饮食生活方式干预、物理康复运动治疗以及中医治疗。治疗的目的是缓解症状、减少骨丢失和预防骨折。首先应该改变不良的生活方式，加强体育锻炼，避免过度饮酒。药物治疗包括适当补充钙剂与维生素 D、双磷酸盐制剂、降钙素以及适量激素的使用（根据临床症状、骨密度及生化指标判断由医师制订用药方案），药物治疗时应定期随访患者的骨代谢转换指标、观察效果及注意禁忌证及不良反应。

社区康复治疗：包括紫外线、激光、低频、中频、高频、超声波、红外线以及磁疗等，通过上述治疗方法可以有效提高钙质（同时补充钙剂）吸收，创造良好吸收条件，增加钙质含量和有效缓解患者疼痛等不适症状。

四、居家运动指导

1. 有氧运动　有氧运动（在骨骼肌收缩时以高重复和低阻力为特征的规律运动）是提高有氧能力、促进健康的公认方法。有氧运动在机体能量调节、血流量调节和运动中物质代谢等方面具有重要作用。有氧运动主要包括步行、跑步、瑜伽、太极拳、普拉提和骑车等。用于术后早期康复或严重疾病时，有氧运动方案可分为低、中、高强度，耐力训练也属于高强度有氧运动。具有心肺功能锻炼适应证的恢复期患者，常采用跑步机或功率自行车进行高强度间歇训练。将 6 周定义为短期和长期运动的临界点；短期运动持续时间少于 6 周，而长期运动则持续 6 周或更长时间。

2. 抗阻运动 抗阻运动被证实有利于提高运动员的运动能力,作为健康促进的推荐活动之一,已被证实有助于降低死亡率和心血管疾病的发生,降低胆固醇,缓解抑郁和疲劳,并改善骨密度和胰岛素敏感性。抗阻运动包括力量训练和个性化负荷运动。力量训练可以通过使用阻力带、负重或哑铃、杠铃、壶铃或机械等实现。抗阻运动方案包括很多要素,如训练频率和强度。频率指的是每周进行力量训练的次数。重复是指不断完成一个完整动作,持续活动次数的数量是每重复一组的数量。一组是指个体以给定的动作重复练习的次数。强度受阻力大小、重复次数和每个肌群重复组数的综合影响。抗阻运动强度依据患者的情况而定,抗阻运动周期和有氧运动相同:短期(<6周)、长期(≥6周)。

3. 居家运动 居家运动(是指患者本人在家中单独进行锻炼计划的运动类型)已被推荐使用,旨在提高身体活动推荐量。作为简单易行的运动类型,居家运动与患者日常生活融为一体。

(1)平衡软踏半蹲。

开始姿态:坐在训练球上,上身稍微前倾。双脚与髋同宽,脚踏在平衡软踏。背部挺直,收紧腹部,肩膀往后往下。

训练方法:呼气,蹲起至臀部离开健身球。吸气,缓慢回到开始姿态。10~15次为一组,重复2~3组。

(2)平衡软踏站姿躯干转动。

开始姿态:双脚与肩同宽站立于平衡软踏上。直臂持软式重力球于体左前方,目视软式重力球。背部挺直,收紧腹部,肩膀往后往下。

训练方法:呼气,躯干转向右前方,保持目视软式重力球。

吸气,缓慢回到开始姿态。10～15 次为一组,重复 2～3 组。

（3）平衡软踏单腿站立。

开始姿态:双脚与肩同宽站立于平衡软踏上。双手交叉置于肩,并与地面平行。背部挺直,收紧腹部,肩膀往后往下。

训练方法:抬起左膝,大腿与地面平行。均匀呼吸,保持单腿站立姿势。保持 10～15 秒,重复 2～3 次。

（4）平衡软踏站姿抛球。

开始姿态:双脚与肩同宽站立于平衡软踏上。右手持软式重力球置于右肩上方,左手置于左肩上方。背部挺直,收紧腹部,肩膀往后往下。

训练方法:将球来回抛于双手之间。10～15 次为一组,重复 2～3 组。

（5）平衡软踏单腿站姿传球。

开始姿态:双脚与肩同宽站立于平衡软踏上。左手持软式重力球置于体侧。背部挺直,收紧腹部,肩膀往后往下。

训练方法:向上提起左膝,同时将球从腿下方传给右手。保持左腿不动,然后右手在大腿上方传球给左手。10～15 次为一组,重复 2～3 组。

五、注意事项

目前,运动指导方案的类型主要包括有氧运动、抗阻运动和有氧结合抗阻运动。不同类型的训练方法各有特色。例如,有氧运动主要增强心肺功能;抗阻运动主要增强肌力,增加基础代谢率。然而,避免运动损伤比运动本身更重要,因此应主动采取措施防止患者运动损伤。在设计运动方案时,应对患者进行综合评估,排除所有可能的禁忌证,选择合适的运动类型和强度。在训练过程中,要注意患者对运动强度的适应情况,遵循循序渐进的原则,从低强度开始,逐渐增加负荷。在相关领域研究人员的共同努力下,为每个人设计最佳运动治疗方案,帮助缓解疾病症状,提高患者的生活质量。

(周麟妍)

第六节　老年人帕金森病康复

一、帕金森病的概述

帕金森病(Parkinson's disease,PD)又称震颤麻痹,是一种原因不明、发病机制复杂的神经系统变性疾病,中老年人常见。目前认为本病发病机制与以下几种学说有关:氧化应激和自由基生成、环境毒素、兴奋性毒性作用、线粒体功能、免疫、炎症反应、钙稳态失衡、细胞凋亡、神经系统老化、遗传因素等。

二、主要症状

该病主要表现两大病理特征:一方面是黑质多巴胺能神经元及其他色素神经元大量变性缺失;另一方面是残留的神经细胞质内出现嗜酸性包涵体。其临床表现分为运动症状和非运动症状。运动症状主要表现:静止性震颤、肌僵直、运动迟缓及姿势步态障碍等;非运动症状主要表现:便秘、出汗异常、性功能减退和脂溢性皮炎等自主神经症状,可有感觉异常或疼痛,半数患者出现抑郁、睡眠障碍,晚期帕金森患者可出现痴呆。运动症状对患者的生活质量影响较大。姿势步态障碍是病情进展的重要标志。姿势步态异常,站位或坐位姿势异常,头和躯干站立时俯屈状,手足呈半屈;主要肌群肌力下降,特别是四肢和躯干部肌群肌力不足;站立位和坐位的静态平衡和动态平衡能力均下降;行走时抬腿起步困难,步频增加,步幅减小,呈慌张步态;摆臂减少;行走过程中随意骤停或起动不能,转身困难,动作笨拙缓慢。最近研究提示,帕金森病患者姿势步态障碍是致其跌倒的最常见原因,而跌倒则是帕金森病患者死亡的主要原因之一。

三、诊断及康复治疗

国内外流行病学调查显示:帕金森病的发病率呈逐年上升趋势,且男女发病率基本持平。由于帕金森病隐匿起病,缓慢进展,可使患者的身心健康受到严重影响。帕金森病没有诊断性测试,因此本病通常是基于患者的症状和体征的临床表现以及病史来确诊的。通常依靠存在的四个基本特征,即静止性震颤、肌僵直、运动迟缓及姿势步态障碍,结合电生理学和影像学检查,有助于帕金森病的诊断。

目前帕金森病的治疗包括药物治疗、手术治疗、康复治疗、心理治疗等综合治疗方法。替代性的药物治疗无法控制疾病的进展。虽能在一定程度上能改善症状,但随着病程的延长及病情的加重,药物的治疗作用逐渐减小,毒副作用逐渐增大,并出现疗效减退、异动症等并发症;随着康复医学技术的快速发展,帕金森病的康复治疗已被大量临床实践证明能有效改善其运动功能,提高其日常生活质量。

帕金森病的康复方法具有很大的异质性,不同状态的帕金森病患者应有不同的康复策略。例如,抗阻训练可以增加肌肉力量,以提高步行能力。拉伸运动可以减少屈肌肌肉的缩短,改善帕金森病患者异常弯曲的姿势。踏车训练被认为是改善步速最好的干预方法之一。另外,还有一些非常规的康复策略,包括音乐疗法、舞蹈疗法和武术疗法(太极)、运动想象、行为观察、虚拟现实(virtual reality,VR)、游戏运动和机器人辅助训练。下面介绍一些在社区康复中心、居家可完成的相关康复训练内容。

帕金森病的四个基本特征是静止性震颤、肌僵直、运动迟缓及姿势步态障碍,通常需要治疗师予以患者做一些被动松解治疗及矫正训练,为保证训练姿势的准确,确保训练效果,物理治疗师需帮助患者被动完成或者在场进行必要的指导。常规康复训练具体内容如下。

1. 放松训练 有节奏的肢体转动可以帮助僵直肌肉放松张力,训练时采取仰卧位,屈膝,双脚立于床面,头缓慢向一侧转动,同时双下肢反方向转动,如此左右反复交替。

2. 关节活动度训练 改善和恢复肌肉功能,关节功能和神经协调功能,刺激屈伸反射,增强肢体本体感觉,松弛痉挛肌肉,同时牵拉挛缩或粘连的韧带和肌腱,恢复或维持关节活动范围。视患者实际情况进行主动或被动牵拉缩短的、紧张的屈肌,训练部位为髋、膝、肩、肘、手指。

3. 姿势训练 纠正手足半屈、头和躯干俯屈的异常姿势。重点活动伸肌。双手指交叉,伸直上举,头抬起,挺胸伸腰,维持3秒后放松,休息3秒后进行下一轮训练。

4. 肌力训练 核心肌群的训练有助于扩大躯干的活动度,并可使身体的协调平衡能力得以增强,同时对全身肌肉的力量输出有协调作用。

5. 步态训练　重点是加快启动速度,加大步幅的训练,保证躯干与上肢摆动的协调。应用视觉和听觉的刺激引导患者重新建立新的步行模式。在地板上画类似斑马线的彩色线条,线条之间的间距按成人的步幅设计,让患者练习跨步,控制步幅和步速,避免小碎步和慌张步态。听觉刺激方面,根据音乐节奏或者节拍器的节律行走或喊如"一二一"这样的口令,引导患者步行。

6. 平衡训练　从坐位平衡过渡到站立位静态平衡和动态平衡训练。康复训练师指导患者如何在坐位和站位缓慢进行重心转移,在体操球上进行坐的活动以帮助增进姿势反应,改善骨盆及躯干的移动能力。训练站立位时,双足与肩同宽,向左右、前后移动重心,或行转体动作,躯干及骨盆左右旋转,同时,上肢做较大幅度的摆动。

7. 吞咽训练及认知障碍训练　帕金森病患者病程的不同也会出现不同程度的吞咽困难以及认知障碍,治疗师利用现代化仪器设备,具有肌肉刺激收缩和认知障碍训练的相关仪器来减缓和改善相关症状。

四、居家运动指导

此类运动主要是加强核心肌力的训练,此类训练多以主动运动为主,可自行坚持日常运动与训练,内容如下。

1. 水平腿部推蹬机　腿部推蹬训练,训练肌肉:股四头肌,腿后肌群,腓肠肌,比目鱼肌,以强化训练髋、膝、踝关节的活动。训练时轻握扶把,缓慢伸直膝盖,并缓慢恢复至原位。

2. 腿部伸展弯曲机　膝盖伸展训练,训练肌肉:股四头肌,以训练膝关节伸展。训练时轻握扶把,缓慢伸展双腿,待膝盖略微伸展后,缓慢恢复至原位。

3. 臀部外展内收机　双腿外展训练,训练肌肉:臀肌群,以训练髋关节外展。训练时轻握扶把,缓慢展开双腿至自身允许的最大范围,并缓慢恢复至原位。

4. 身体伸展弯曲机　弯曲训练,训练肌肉:腹肌群,以训练体干弯曲。训练时手臂在胸前交叉,身体稍前屈,上身缓慢向前方倾斜,手肘碰到腿后,缓慢恢复至原位。

5. 胸部推举机　向前推举训练,训练肌肉:三角肌前部,前锯肌,肱三头肌,胸大肌,以训练双臂抬举及摆动。训练时轻握扶把,缓慢推出扶把至手臂伸展,并缓慢恢复至原位。

6. 坐姿划船机　后拉训练,训练肌肉:斜方肌中部,背阔肌和三角肌后部,以训练肩胛骨、肩关节、肘关节活动。训练时轻握扶把,挺胸将扶把缓慢拉至最近位置后,缓慢恢复至原位。

五、注意事项

帕金森病患者疾病的特殊性,使得其运动功能的平衡、协调性都有所下降,在进行相关训练时,需要注意周围环境,地面平整、防滑,特别是预防跌倒摔伤,须有家人陪同以便能随时提供保护。若平衡能力较弱者,可由相关专业人员引导陪同完成。

(周麟妍)

参考文献

[1]　杨子明,李放,陈华江.颈椎病的分型、诊断及非手术治疗专家共识

（2018）[J].中华外科杂志,2018,56(6)：401-402.

［2］ 雍伟哲.《颈椎病诊治与康复指南》发表[J].中华医学信息导报,
2007,22(13)：1.

［3］ 陈疾忤,陈世益.肩周炎研究进展[J].国际骨科杂志,2005,26(2)：
194-196.

［4］ 陈孝平,江建平.赵继宗外科学[M].9版.北京：人民卫生出版社,
2017.

［5］ 赵玉沛,陈孝平.外科学[M].3版.北京：人民卫生出版社,2016.

［6］ 朱明德.临床医学概论[M].北京：人民卫生出版社,2009.

［7］ 陈仲强,刘忠军,党耕町.脊柱外科学[M].北京：人民卫生出版社,
2013.

［8］ 陈孝平.外科学[M].2版.北京：人民卫生出版社,2005,1042-1051.

［9］ Rossi R, Cottino U, Bruzzone M, et al. Total knee arthroplasty in
the varus knee：tips and tricks[J]. International Orthopaedics,
2019，43(1)：151-158.

［10］ 中华医学会骨科学分会关节外科学组.骨关节炎诊疗指南(2018年
版)[J].中华骨科杂志,2018,38(12)：705-715.

［11］ 孙丽春,陈蓉.虚拟现实平衡游戏联合强化肌力训练对帕金森病患
者平衡功能及运动能力的影响[J].海南医学院学报,2020,26(9)：
655-658,663.

［12］ 黄传英,王婕,陈正霞.抗阻训练对帕金森病患者下肢肌力、平衡功
能的影响[J].中国民康医学,2020,32(2)：117-118,121.

［13］ 金旭红,张寿,邢势,等.老年骨质疏松性髋部骨折261例的个体化
治疗[J].中国老年学杂志,2013,33(18)：4534-4535.

［14］ 沈志高,吴鹏,肖楠,等.嘉兴路街道社区60岁及以上人群抗骨质疏
松药物使用调查[J].老年医学与保健,2013,19(6)：391-394.

［15］ 刘苹,胡萍,邢凤霞,等.中老年人骨密度分析及骨质疏松患病率
[J].中国老年学杂志,2013,33(20)：5139-5140.

［16］ 汪元浚,杨发满,李蓉,等.综合营养干预措施对老年原发性骨质疏
松患者骨密度的影响[J].中国老年学杂志,2012,32(4)：727-728.

第五章
营养健康膳食指导

第一节　2022年老年人膳食指南介绍与重点解析

操劳一辈子,好不容易熬到退休,刚想着好好享受生活,还没出门呢,营养不良和各种慢性病先找上门了。这时就有人说啦:"年纪大了,吃得少了,瘦一些好,不容易得三高""年纪大了不能吃太多,消耗不掉都是负担"……其实,上了年纪更应该吃得健康、吃得合理。

一、一般老年人(65～79岁)

一般老年人饮食应更加丰富多样,特别是多吃易于消化吸收,且富含优质蛋白质的动物性食物和大豆类制品。《中国居民膳食指南(2022)》给出了4个核心推荐。

(1)食物品种丰富,动物性食物充足,常吃大豆制品。

(2)鼓励共同进餐,保持良好食欲,享受食物美味。

(3)积极户外活动,延缓肌肉衰减,保持适宜体重。

（4）定期健康体检,测评营养状况,预防营养缺乏。

那么我们到底应该怎么做呢? 其实简单做好以下四点即可。

（一）食物品种多,优质蛋白足

主食种类经常换,如杂粮谷物米饭、馒头、面条、玉米、红薯等;餐餐有蔬菜,因为不同品种蔬菜所含营养成分差异较大,多选深色叶菜,不同蔬菜搭配食用;水果换颜色,每种吃得量少些,种类多一些,不应用蔬菜代替水果;动物性食物换种类,包括鱼虾贝等水产、畜禽肉、蛋及动物内脏;每日饮用牛奶、酸奶等奶制品,炖肉做汤的时候放点豆制品。每日至少摄入 12 种食物。

（二）户外多活动,控制好体重

生命在于运动,建议每日都去户外走一走,跳跳舞、踢踢腿、打打拳,晒晒太阳,走走路。可在天气温暖、晴好的时候,到户外进行散步、快走、太极拳、八段锦等动作缓慢柔和的运动,关注体重变化,保持适宜的 BMI(老年人建议范围 $20.0 \sim 26.9 \, \mathrm{kg/m^2}$),延缓肌肉衰减。广场舞是中国特色的老年人运动项目,对老年人的身心健康均有好处。

（三）饮水要主动,首选温开水

少量多次、主动饮水,每次一小杯,如在清晨喝一杯温开水,睡前 $1 \sim 2$ 小时喝一杯水,运动前后也需要喝点水,不应在感到口渴时才饮水。饮水首选温热的白开水,也可泡一壶淡茶慢慢品,每日饮水量推荐 $1\,500 \sim 1\,700 \, \mathrm{ml}$。

（四）心情很重要,陪伴更健康

年轻人应多陪陪老年人,老年人也可多参加聚会,这样可让老年人保持心情愉悦、感受关心与支持。鼓励老年人把饮食作为生活中一项重要的内容,享受餐食带来的美味,可以与家人、朋友一起制作食物,可以在饭桌上一起探讨食物的营养和重要性,这顿饭吃起来就会更美味啦。

二、高龄老人(≥**80 岁**)

高龄老人往往因味觉、嗅觉、消化吸收能力降低导致营养不足,因此更需要能量和营养密度高、品种多样的食物。科学合理的饮食能够满足老年人对多种营养素的需求,减少相关疾病的发生,同时也能增强他们应对社交和生活环境发生巨大变化的能力,在享受食物美味的同时调整体重,延缓衰老速度,达到健康长寿的目的。《中国居民膳食指南(2022)》给出了6 个核心推荐。

(1)食物多样,鼓励多种方式进食。

(2)选择质地细软,能量和营养素密度高的食物。

(3)多吃鱼、禽、肉、蛋、奶和豆,适量蔬菜配水果。

(4)关注体重丢失,定期营养筛查评估,预防营养不良。

(5)适时合理补充营养,提高生活质量。

(6)坚持健身与益智活动,促进身心健康。

高龄老人的具体膳食营养实践,除了前面提到的 4 点,还有另外 5 条补充。

(一)吃好三餐,尽量规律进餐

要意识到一日三餐不仅是物质上的追求,更是精神上的抚慰。建议三餐这样安排。早餐时间推荐 6:30～8:30,食物推荐1 个鸡蛋、1 杯牛奶、1 碗肉末粥或肉包、馄饨等主食。午餐及晚餐时间推荐 11:30～12:30、17:30～19:00,食物推荐 1～2 种主食、1～2 种蔬菜、1～2 种畜禽肉或鱼虾、1 种豆制品。

（二）少量多餐，要吃饱

胃口不好或食欲不佳的时候，可以少食多餐，建议采取"三餐两点"或"三餐三点"，饿了就吃，1日的加餐与正餐食物尽量不重样。

（三）巧加工，食物细软易消化

需选择质地细软的食物，多采用炖、煮、蒸、烩、焖、烧等进行烹调。饭菜应煮软烧烂，如主食可制成软饭、稠粥、细软的面食，动物性食物可切小、切碎、切丝或者制成馅，黄豆可制作成豆制品，坚果杂粮可研磨成粉末或小颗粒等。对于有咀嚼吞咽障碍的老年人可选择软食、半流质或糊状食物，液体食物应适当增稠。

（四）合理地使用营养补充剂

膳食摄入不能满足老年人营养需求时，可在临床医生或营养师指导下，合理使用营养补充剂和（或）特殊医疗用途食品等，以改善营养状况，维护身体功能，提高生活质量。

（五）定期测体重，开展营养评估

高龄老人建议1个月至少称2次体重，并做记录以便比较。体重秤要放在平整且不会晃动的安全地方，早起排尿、排便后穿轻便衣物进行称量。无法测量体重时，可通过间接方法来评估，如衣物是否比以往宽松了、小腿腿围是否细了等。对于体重过轻或近期体重下降的老年人，应进行医学营养评估，可采用微型营养评估简表进行。

注重膳食营养，有助于改善老年人的营养状况、维护身体供能、提高生活质量，让老年人拥有一个健康美满、幸福快乐的老年生活。

（汪正园）

第二节　老年人自我营养评估的方法

一、目前的营养状况

随着我国生育率的不断降低，新生儿数逐年减少，人口老龄化问题严峻，相关数据指出中国老龄化正以 3.2％的年增长率快速增长，这昭示着老龄化社会将成为未来中国的一种趋势，因此，对老年人营养评估的普及和落实也是社会发展必不可少的一部分。据统计，老年人中发生营养不良情况的约占 30％，但老年住院患者存在营养不良风险的高达 50％，虽说有营养不良风险的人不一定会营养不良，但如果我们持续忽视营养风险，则发展为营养不良的情况会大大提高。

二、原因分析

营养物质摄入不足、过量或比例异常，与机体的营养需求不协调，从而对机体形态学和功能及临床结局造成不良的综合征称为营养不良，是常见的老年综合征之一。而营养不良又会导致老年患者术后并发症的发生率及死亡率增高，住院时间延长甚至反复住院，还有可能导致骨折摔倒、肌少症等、甚至有些会致使老年人产生抑郁心理，从而使生活质量受到影响。

老年人营养不良是与其生理情况息息相关的，随着年龄的增加，老年人机体的生理功能也会随之减退，也就是常常会感觉到做事"力不从心"，牙齿开始逐渐脱落，需要依靠假牙辅助咀嚼,味觉开始慢慢减退,咀嚼肌的功能障碍甚至会导致进食时出现吞咽困难,再加之老年人多重疾病药物的副作用导致进食量减少,身体消耗远大于摄入,久而久之机体就会营养不良。除此之外,医学、心理、社会原因都会造成老年人的营养不良。

中医常说"脾胃为后天之本,气血化生之源",中医中营养的摄入与"胃气"有关,"有胃气则生,无胃气则亡",胃气影响整个消化系统的功能,与整个机体的营养来源密切相关,胃气一败,也会导致营养不良。

三、老年人营养评估工具

国外相关报道称,25％的就诊或住院患者在营养风险方面没有接受过营养支持和咨询,可想而知,该比例在中国可能会更高,因此,我国更需要重视对老年人的营养筛查和评估,进而采取更科学的营养管理和干预手段。常用的老年人营养评估工具如下。

（一）主观全面评估（SGA）

简单、无害、价格低廉,能够节省时间,可由任何医疗保健专业人员在床边使用,并且可以检测出高营养风险,所以广泛应用于外科和临床患者。由于存在主观指标,需要观察者的经验,因此其准确性值得怀疑。

（二）微型营养评估（MNA）

目前最成熟的老年人营养筛查和评估工具,被推荐作为老年人的循证筛查,但存在低体重、低认知或残疾评估的问题,其敏感度仍存在疑问,也与过度诊断的高风险有关。

（三）老年人风险指数（GNRI）

是一种基于体重、身高和血清白蛋白水平的多种病理条件下营养状况评估方法。这些指标简单易得,可操作性良好,不需要特别的仪器和设备,不需要搬动患者,适合老年人的营养评估。在没有其他评估肌肉质量工具的初级保健机构中,GNRI可以进行所有老年人肌肉减少症和脆弱性筛查,且在有限资金情况下对老年人筛查更有用。

那老年人如何居家快速进行自我营养评估呢? 其实并不需要以上的复杂工具,我们常常用到的是营养不良通用筛查工具(MUST),其主要通过体重指数(BMI)、体重改变及急性疾病影响三方面来筛查社区人群营养不良发生率,它是由英国肠外肠内营养学会营养不良咨询组 2003 年推荐用于社区的营养不良筛查,只需要以下简单的四步即可。

(1) 计算 BMI,BMI 是根据身高体重计算出来的数据,是用来评估营养状态最基础的数据。计算公式为:BMI＝体重(kg)÷身高(m)^2,如果 BMI≥20 kg/m^2,计 0 分;18.5 kg/m^2＜BMI＜20 kg/m^2 之间,计 1 分;BMI≤18.5 kg/m^2,计 2 分。

如果老人卧床无法计算 BMI,则测量小腿围度来代替,放松状态下,用皮软尺沿小腿最粗处测量一圈即可得到围度,如果小腿围度大于 31 cm,计 0 分;小腿围度小于等于 31 cm,计 2 分。

(2) 记录老年人 3~6 个月内体重下降程度:如果体重下降小于 5%,计 0 分;如果体重下降 5%~10%,计 1 分;如果体重下降大于 10%,计 2 分。

(3) 记录 5 日内进食情况:如果进食减少小于 5 日,计 0 分;如果进食减少大于 5 日,计 2 分。

(4) 最后,将以述三步的所得分数相加,得到总分。如果总分等于 0,则为"低"营养不良风险,每周监测空腹体重 3 次并记录即可;如果总分等于1,则为"中"营养不良风险,需每周监测空腹体重5次并记录,且每日关注进食情况并记录;如果总分大于等于2,则为"高"营养不良风险,需要及时就医。

(赵栀夏)

第三节　老年人"三高"疾病的营养防治

一、目前的营养状况

目前,随着社会的发展,慢性疾病为人们带来的困扰和为社会带来的经济负担也日益被大家所重视,尤其是对于老年人而言,糖尿病、高血压、高脂血症("三高")的疾病风险增长更为明显。

根据2022年《中国高血压临床实践指南》的推荐数值,将我国成人高血压诊断界值下调为收缩压大于等于130 mmHg和(或)舒张压大于等于80 mmHg。根据这一最新的标准,将会有更多的老年人被诊断为高血压患者。此外,空腹血糖高于6.1 mmol/L的老年人则会被诊断为高血糖,而三酰甘油高于2.3 mmol/L或者胆固醇高于5.17 mmol/L则会被诊断为高脂血症。

据报道,在目前的中国社会之中,与"三高"症相关的死亡率越来越高,已高达27%,同时,这也意味着有越来越多的老年人有发生脑卒中、糖尿病、冠心病的风险。

然而,对于大部分老年人来说,对于"三高"症的预防和认知都并不足够,因此,找出"三高"症高发的原因以及进行及时的筛查和自我预防都是必要的。

二、原因分析和自我筛查

（一）老年人高血糖的原因

1. 一过性的血糖升高　一般而言，如果一次性摄入过多的食物，或者摄入了过甜的饮料等都有可能导致一过性的血糖升高。此外，还有可能是因为应激情况比如激素分泌过多引起的高血糖，对于这种情况一般不必过于担心。

2. 肥胖引起的高血糖　肥胖症患者很容易引起脂肪堆积，从而引起对于胰岛素的抵抗，最终导致糖耐量受损。同时，缺乏运动则更容易导致糖原在体内的累积，无法消耗掉的糖原最终还会转化成脂肪，导致胰岛素抵抗加剧，从而引起血糖升高。对于这种情况我们建议老年人保持警惕，建议进行定期筛查，以防高血糖转变为糖尿病从而引起其他糖尿病的并发症。

3. 疾病因素导致的高血糖　最常见的疾病就是糖尿病，遗传性糖尿病患者最明显的表现就是高血糖，因此有家族性遗传史的老年人尤其要注意自己的血糖问题，一旦发现血糖上升则有可能是出现了糖尿病的早期症状。此外，一些慢性疾病比如肝炎、肝硬化等可能会影响肝脏内肝糖原的储存，又或者是其他内分泌疾病（如甲亢等）同样也会影响血糖。对于这种情况，我们建议最好可以查清原发病，找到最原本引发高血糖的原因再对症治疗。

（二）老年人高血压的原因

1. 原发性高血压　有很大一部分高血压患者仍旧没有弄清发病的原因，因此这部分高血压患者的症状被称为原发性高血压。对于这类患者,我们建议定期检测血压,并服用药物。

2. 继发性高血压　继发性高血压可能是由于生活习惯所导致的,比如说,在饮食中摄入过量的盐,又或者超重肥胖等不良生活行为都可能会导致高血压的发生。不仅如此,继发性高血压还有可能是由于疾病所引起的,比如肾小球肾炎、绝经期综合征等。对于这种情况我们建议寻求原发病,定期监控血压的情况。

（三）老年人高脂血症的原因

1. 原发性高脂血症　和原发性高血压一样,是由于先天性因素导致的。我们建议定期检测血脂情况,按照医生建议服用药物。

2. 继发性高脂血症　一般由生活习惯和疾病所导致。比如缺乏体育锻炼,超重肥胖,糖尿病,胆石症,甲状腺功能减退等疾病都有可能导致老年人产生血脂偏高的情况。

三、防治方法

对于患有"三高"症的老年人而言,改善生活方式,并且做定期检测是最为有效的办法。

（一）高血糖的防治方法

对于肥胖或者因生活方式不当而引起的高血糖而言,我们一般建议增加老年人的运动量,可以在身体允许的范围内做一些有氧运动,比如说游泳或者打羽毛球等,1周3～5次。与此同时,我们还推荐老年人,尤其是超重肥胖的老年人,进行饮食方面的控制,适当减少膳食中精致碳水以及红肉的含量,增加粗粮、深绿色蔬菜等食物,更有利于进行血糖的控制。对于疾病引起的高血糖,则应该找到引起高血糖的疾病对症治疗,从而降低血糖。若长时间无法控制血糖，则应该在医师的指导下使用药物控制。

（二）高血压的防治方法

同样对于因生活方式不当而引起高血压的老年患者而言，我们建议通过改变生活习惯的方式来进行干预，其中最为重要的一点就是限制盐的摄入量，一般我们推荐每日摄入食盐不超过 6 g，大部分的中国家庭人均食盐摄入量都远超过这个标准。其次，我们还可以通过运动、戒烟酒等不良习惯来进行高血压的干预。对于由疾病引发的高血压我们也应该进行相应疾病的对症治疗。如果血压控制一直不理想，应该在医师的指导下进行药物干预。

（三）高脂血症的防治方法

对于高脂血症的老年患者而言，同样应该进行生活习惯的干预，通过增加适当的运动如游泳、羽毛球、慢跑等，以及减少膳食的高脂肪食物，增加深绿色蔬菜等食物来降低血脂。

（胡　明）

第四节　肌肉减少症的营养防治

一、肌肉减少症的概述

肌肉减少症（简称肌少症）是一种进行性和全身性的骨骼肌疾病，表现为骨骼肌质量减少，肌肉力量减弱及躯体功能受损，可能增加跌倒、骨折、身体残疾和死亡等不良结局。2016 年肌肉减少症被《国际疾病分类第十次修订版：临床修改》（ICD –

10 - CM)确定为一种与骨骼肌相关疾病,疾病编码 M62.84。肌肉减少症被确定为一种疾病,类似与骨质疏松症被确定为一种疾病一样,具有里程碑的意义。肌肉健康是健康老龄化的一个重要方面,而肌肉衰减会引起老年人虚弱,增加跌倒、失能、生活质量下降、死亡风险等不良的结局,并带来高额的医疗费用和经济负担。随着我国人口老龄化,积极开展肌肉衰减症的防治,对改善老年人生活质量、降低并发症和残疾具有重要意义。中国人口的老龄化进程正日益加速。据《中国老龄化与健康国家评估报告》的数据显示,60 岁以上人口比例至 2025 年将上升至28%(2010 年为 12.4%)。老龄化带来的社会经济负担和慢性疾病负担给国家公共卫生带来了极大的挑战。寻找适合中国老年人群的膳食模式,提高老年人群的营养状况,对于预防慢性疾病、促进健康老龄化显得尤为重要。

二、肌肉减少症的自我筛查

根据《中国老年人肌少症诊疗专家共识(2021)》推荐,对所有 60 岁及以上的社区老年人使用简便有效的"筛查-评估-诊断-干预"诊疗路径(图 5 - 1)。对于 60 岁以上的社区老年人可以进行小腿围的自我测定。小腿围测量具有操作简单易行、无创、经济等优点,小腿围的测量方法为站立的状态下两腿开立同肩宽,将软卷尺放置于小腿最粗壮处,以水平位绕其一周,测量单位为厘米,精确到小数点后一位,取两次测量的平均值。小腿围的切点值为男性 34 cm,女性 33 cm,如果小于此切点值,可以去营养科门诊进一步进行检查,根据图 5 - 1 的流程进行评估和诊断,及时进行肌肉减少症的预防和干预。

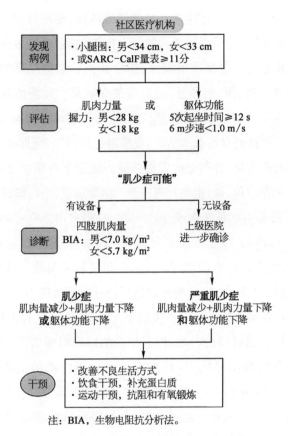

图 5-1 社区医疗机构的肌少症诊疗流程

三、肌肉减少症的防治方法

（一）饮食方面

（1）依据《中国居民膳食指南（2022）》，一般老年人的膳食核心推荐为"食物品种丰富，动物食物充足，常吃大豆制品。鼓励共同进餐，保持良好食欲，享受食物美味。积极户外运动，延缓肌肉衰减,保持适宜体重。定期健康体检,测评营养状况,预防营养缺乏"。对于高龄老人的核心推荐包括"食物多样,鼓励多种方式进食。选择质地细软,能量和营养素密度高的食物。多吃鱼、禽、肉、蛋、奶和豆,适量蔬菜配水果。关注体重丢失,定期营养筛查评估,预防营养不良,适时合理补充营养,提高生活质量。坚持健身与益智活动,促进身心健康"。应保证三餐中蛋白质的摄入量,特别是优质蛋白质。优质蛋白质主要来源于肉、蛋、奶等。鱼、禽、蛋类和瘦肉摄入量要适量,平均每日 100～200 g。可每周吃鱼 2 次或 300～500 g,畜禽肉 300～500 g,蛋类 300～350 g。少吃深加工肉制品。鸡蛋营养丰富,吃鸡蛋不弃蛋黄,优先选择鱼,少吃肥肉、烟熏和腌制肉制品。早餐可以选择牛奶、鸡蛋,午餐、晚餐可以选择鱼、虾、畜禽肉等。

（2）老年人的蛋白质合成效率下降,需要比年轻人更多的蛋白质进行肌纤维的合成,但老年人的口腔咀嚼功能下降,胃肠道消化功能明显减退,特别容易产生蛋白质的摄入不足。因此,如果老年患者存在营养不良或营养风险并且同时存在肌肉减少症,应该在自由进食的同时,进行口服营养制剂的补充（ONS）,并根据病情个体化,在医生或者营养师的帮助下选择适宜的肠内营养制剂。对于没有诊断为肌肉减少症的 60 岁及以上老年人建议每日摄入 1.0～1.2 g/kg 体重（例:以 60 kg 体重算,每日要摄入 60～72 g 蛋白质,例如 1 颗鸡蛋的蛋白质含量为 7 g）蛋白质以预防肌少症的发生;对于明确诊断的肌少症患者建议每日蛋白质摄入量达到 1.2～1.5 g/kg 体重;而对合并严重营养不良的肌少症患者每日蛋白质则需要补充 1.5 g/kg 体重以上;蛋白质摄入需平均分布于每日的 3～5 餐中（如一日需要摄入 60 g 蛋白质,可以平均分为 3 餐,早、中、晚餐各 20 g)。应定期到医院监测血清维生素 D 的水平,如果低于正常值,应在医生和营养师的指导下补充维生素 D 制剂,以增强肌肉力量,减少跌倒。要适当摄入含有类胡萝卜素、维生素 E、维生素 C、维生素 D、硒等的食物,也有助于改善老年人肌肉的力量和功能。

(3) 蛋白质不能取代碳水化合物。碳水化合物是能量供应的物质基础,每日要摄入谷类食物 200~300 g,其中包括全谷物和杂豆类 50~150 g,薯类 50~100 g。老年人要定期去医院进行营养评估,根据评估结果,临床营养师和医生给予老年人充足的能量摄入,是保证肌肉力量和肌肉质量的必要条件。

(二) 运动方面

减少久坐,每小时起来动一动。老年人在日常生活中应该主动积极地锻炼身体。在平时的运动过程中,应根据自己的生理特点和健康状况来确定运动的量、频率和时间,合理选择进行有氧运动或抗阻运动,以达到健身的目的。持续、规律的锻炼,可以预防肌肉减少症。

老年人应该重视和预防跌倒,如果老年人群出现跌倒尤其是反复跌倒时,应及时到医院进行肌肉减少症的筛查和诊断,进行跌倒风险评估,并积极干预以避免造成严重功能下降和身体损害。老年人避免绝对静养。老年人应该根据自己的身体情况和健康状况坚持适宜的活动,如行走、打太极拳等,避免因长期卧床、术后的和受伤的绝对静养引起或加重肌少症,对于有心脑血管疾病的老年人,更应每日适量进行运动。

(白慧婧)

第五节　老年人肿瘤的营养防治

一、目前的营养状况

目前，随着中国社会化进程的加快，中国已经成为世界上老年人口总数最多的国家之一，与此同时，人口老龄化也变成了我国最突出的问题之一。也因此，老年人口的医疗卫生状况是必须要引起重视的。根据我国一项研究表明，在老年患者中，恶性肿瘤的发病率仅次于高血压，且恶性肿瘤的发病率还呈现出逐年上升的趋势。与年轻的患者相比，老年肿瘤患者更容易产生术后应激能力下降，生理储备不足，产生更多的并发症。这些并发症导致老年肿瘤患者的死亡率要远高于年轻的肿瘤患者。

营养不良是老年肿瘤患者最为常见的问题之一。据报道，约有 50%～90% 的肿瘤患者面临着营养不良的风险。不仅如此，全世界范围内每年大约有 200 万肿瘤患者因为患有营养不良风险或是营养不良而死亡。国内也有学者报道大约有 62% 的老年肿瘤患者存在营养不良的风险，大约有 28% 的老年肿瘤患者发生营养不良。而营养不良的现象有可能进一步影响老年肿瘤患者的手术进程以及术后恢复。因此，老年肿瘤患者的营养状况是不容忽视的。

二、原因分析

（一）老年人自身的体重过轻

人体在衰老的过程中同样也伴随着消化系统的衰老，口腔和牙周组织的功能减退以及胃部平滑肌的萎缩导致的胃肠道蠕动减缓等,都有可能直接导致老年人呈现出一个较为消瘦的状态。单纯的体重过轻我们一般都是用 BMI 来进行评估,假如患者自身体重/身高的平方小于 $18.5\,\mathrm{kg/m^2}$,我们则认为患者体重过轻。

(二)进食量下降

对于老年肿瘤患者而言,进食量下降也是导致营养不良的重要原因之一。对于肿瘤的治疗来说,放化疗是一个非常常见的过程,与此同时,放化疗所带来的副作用可能就会使得患者失去食欲,甚至改变患者的嗅觉或者味觉,从而导致患者丧失食欲,最终导致体重的急剧减轻,如果患者 1 个月之内体重减轻了5%以上,我们则认为患者可能具有一定的营养不良风险。

(三)心理问题

心理问题也可能导致老年肿瘤患者发生营养状况的改变。在得知自身患有癌症之后,由于癌症的高致死率,许多老年人可能一时间会很难接受自己生病的事实,从而陷入焦虑或者抑郁等状态,而不良的心理状态也同样会导致患者的食欲下降,从而导致体重减轻。

三、防治方法

(1)对于因为自身消化系统能力减退而导致的营养不良的肿瘤患者,建议首先对于患者的消化功能做一个评估。如果患者的消化系统运行正常的话,则建议患者尽可能完成一日所需的能量,保证碳水化合物、脂肪以及蛋白质的量。如果患者的消化功能出现了问题,如有吞咽障碍或者胃潴留等情况,则建议患者采用比较细软的食物,必要的情况下,建议可以在医师或者营养师的指导下进行营养制剂的补充。如果患者出现了急性胰腺炎,或者因为消化系统的其他问题而导致的进食下降甚至无法进食,则建议在医师或者营养师的指导下进行肠内营养制剂鼻饲或者进行肠外营养制剂补充。

(2) 如果老年人是因为心理问题所导致的食欲下降,则建议患者以及家属寻求专业的心理医生帮助,在专业人士的帮助下,尽可能疏导肿瘤患者的心理问题,来帮助他们接受自己已经患病的事实,并且能够好好地接受治疗并开始逐步回归正常的饮食。在此过程中,如果患者出现了明显的体重下降等情况,仍旧建议在医师或者营养师的指导下进行口服营养制剂的补充。

(3) 在肿瘤治疗的过程中也同样会导致患者的食欲下降。尤其是放化疗,这一常见的肿瘤治疗手段,可能会极大程度上影响到老年肿瘤患者的味觉和嗅觉。这一现象则导致了患者可能比以往更加偏爱高糖、高盐的食物。对于这种问题,建议尽可能选择患者偏爱的食物,肿瘤患者并没有特别的忌口事项,仅仅在面对某些药物如特殊的免疫抑制剂或者靶向药物的时候,柚子等水果是不能食用的。因此,建议尽可能满足患者本身的口味,要让患者尽可能自主地吃下食物,保证一日所需的能量摄入。同时,如果患者的嗅觉、味觉丧失过多,则建议在专业医师的指导下进行一些嗅觉、味觉的恢复训练。如果家属实在担心又或是患者在放化疗期间味觉、嗅觉丧失过多而无法进食,则同样推荐使用口服营养制剂来满足能量以及蛋白质的需求。

(4) 老年肿瘤患者除了在饮食方面需要保证足够的能量以

及蛋白质的补充以外,在力所能及的范围内,还可进行一些体育锻炼,如慢跑、打羽毛球、游泳等,来增强自身体魄。

(胡　明)

第六节　其他慢性疾病的营养防治

一、目前的状况

除了上文所介绍的慢性病,老年人中还会存在甲状腺疾病、慢阻肺和痛风等慢性病,这些也不容小觑。

据统计,我国 50% 以上的老年人存在甲状腺疾病,这说明甲状腺疾病已经成为常见的老年疾病之一。老年人甲状腺疾病患病率很高,症状隐匿不易查,后果危害也较大,常常会被忽视,虽然不建议对社区老年人普遍进行甲状腺超声筛查甲状腺结节,但建议老年人在入住养老院、住院、常规健康体检时一定要筛查甲减,尤其是老年女性和具有甲状腺疾病高危因素的老年人,听从专业医生的建议进行甲状腺相关筛查。

慢性阻塞性肺疾病是一种持续性气流受限和气道重塑有关的肺部慢性疾病,以慢性咳嗽、咳痰、气短或呼吸困难为主要症状,目前是死亡率较高的慢性病之一,已成为我国居民第三大死因。如果慢阻肺病情持续恶化,会严重影响老年人的生存质量。

痛风是一种因体内嘌呤代谢紊乱引起血中持续高尿酸水平而导致的关节病变和肾脏病变。一项来自美国的调查资料显示,45～65 岁人群痛风发病率为 2.3%,而 65～75 岁人群发病率为 3.2%。根据近年来的有关调查资料显示,痛风呈现发病率逐年增加且患病人群逐年年轻化的趋势。

二、原因分析

高龄是造成老年人甲状腺疾病的重要因素,当人们年龄超过 40 岁时,每增加 10 岁,促甲状腺激素(TSH)参考范围上升高 0.3 mU/L,年龄的增加主要影响 TSH 参考范围上限,同时甲状腺结节、甲状腺肿大、甲状腺抗体阳性、临床甲状腺功能减退及亚临床甲减的患病率也会随着年龄的增长而增加。与此同时,甲亢的患病率随年龄变化的趋势与人群碘营养状态有关。在碘缺乏地区,甲亢的患病率随年龄增加而增加,70 岁及以上人群的患病率高达 15%;而碘充足地区老年人甲亢患病率低于普通成人。碘营养状态是影响老年人甲状腺功能异常的主要因素,值得大家重点关注,当然通过尿碘检测可以评估老年人碘营养状态。

说到慢阻肺,很多人会对这个疾病很陌生,怎么会造成慢阻肺呢?吸烟是最重要的发病因素,当然大气污染、吸入有害气体和颗粒、职业性因素、接触有害刺激性粉尘等都是引起慢阻肺的高危因素和诱发因素。除了外部因素,个体因素也是慢阻肺的病因,在欧美地区,也存在先天遗传例子。机体内在因素、营养、气温的突变等也是不可忽视的危险因素。

那什么会造成痛风呢?痛风与饮食密切相关,约半数痛风患者超过理想体重或肥胖,3/4 患者伴有高脂血症,特别是高甘油三酯血症。高蛋白质饮食可增加尿酸合成。酗酒影响较饮食更为明显。常食海鲜、嗜酒者高尿酸血症的患病率为正常饮食者的 2.25 倍和 2.37 倍。值得一提的是,痛风与人群种族也有一定关系,在西方国家,痛风是 40 岁以上的男性最为常见的炎性关节疾病,而在我国人群中本病所占比例相对要小。新西兰毛利族成年男性痛风发病率高达 8%,而新西兰白种人发病率仅有 0.5%。痛风是一种遗传代谢病,具有遗传倾向,有痛风病家族史的人,不注意吃喝,就容易得痛风。这是因为体内缺乏一种酶,不能将蛋白质完全分解,嘌呤在体内聚集过多,血中尿酸也增多而结成晶体,沉积在关节内,引起炎症,因而产生剧痛。

三、防治方法

关于甲状腺疾病的饮食,我们可以做的就是把控碘的摄入,不能吃太多,也不能吃太少。对于甲亢患者,必须限碘饮食,可用无碘盐代替含碘盐;对于甲状腺结节,碘摄入过多或不足都能使其患病率升高;如果是桥本甲状腺炎,需要适当限碘,如限制海带、紫菜等富含碘的食物的摄入。

COPD 患者饮食宜清淡,少油少盐,以软食为主,避免过冷热和生硬食物的刺激,可以多食用一些如百合、梨、木耳等滋阴润肺的食物。摄入量要满足需求的 80% 以上,其中蛋白质每日每千克体重 1~1.5 g,摄入优质蛋白质。注意磷的补充。平时需要戒烟酒或减少烟酒的频次,多饮水可利于痰液排出。减少主食的摄入,多吃深色水果和蔬菜,最好每周摄入 1~2 次深海鱼类以及适量坚果。

合理的膳食结构和饮食习惯是缓解乃至消除痛风疾病的有效手段。痛风患者的膳食结构中,蛋白质的供给量不宜过多,蛋白质供能以占总能量 10%~15% 为佳。尤其应避免嘌呤较高的食物。脂肪在膳食中的供能不应超过总能量的 25%,尤其应该限制饱和脂肪酸的供给量。每日烹调油用量控制在 25 g 以内。碳水化合物供能应占总能量的 55%～65%。此外,痛风患者也应重视对微量营养素、维生素与矿物质的补充,以维持机体免疫力。不可否认的是,痛风患者也需要限制能量摄入,以维持理想体重,不仅要多食用蔬菜和水果,也要保证水分的摄入充足。酒中的酒精含量与血液中的尿酸含量呈直线相关关系。每日饮用酒精量为 10～14.9 g,能够引发痛风急性发作的风险增加 32%;每日饮用酒精量为 15～29.9 g,能够引发痛风急性发作的风险增加至 49%;每日饮用酒精量为 3～49.9 g,能够引发痛风急性发作的风险增加至 96%;所以,痛风的患者禁止饮用白酒、啤酒,可以适量饮用红酒。养成良好的饮食习惯,低嘌呤食物是痛风患者较为理想的食物选择,尤其在痛风急性发作期,例如:大米、小麦、马铃薯、牛奶、酸奶、鸡蛋、大部分的蔬菜和水果等。而在缓解期,应适量选用中嘌呤食物,如肉类每日摄入量不宜超过 100 g,同时应避免在一餐中食用过多。痛风患者不论在急性期还是缓解期,均应禁食高嘌呤食物。

(赵桅夏)

参考文献

[1] 李明珠,谢赫男,王晶晶.老年住院患者营养评估研究进展[J].现代医药卫生,2019,35(12):1844-1846.

[2] 苏一娟,李慧,陈颖,等.衰弱老年人营养评估与干预的研究进展[J].现代医药卫生,2022,38(3):425-429.

[3] 汪柏宇,马影蕊.老年衰弱中西医评估及营养干预的研究现状[J].中西医结合护理,2022,8(11):235-241.

［4］ 杨盛谊,丁晓宇,杨卓乔,等.杭州市中老年人群2010—2018年"三高"指标变化趋势分析[J].中国全科医学,2020,23(18):2235-2241.

［5］ 刘娟,丁清清,周白瑜,等.中国老年人肌少症诊疗专家共识(2021)[J].中华老年医学杂志,2021,40(8):943-952.

［6］ 于普林,高超,周白瑜,等.预防老年人肌少症核心信息中国专家共识(2021)[J].中华老年医学杂志,2021,40(8):953-954.

［7］ 中国营养学会.中国居民膳食指南(2022)[M].北京:人民卫生出版社,2022.

［8］ 滕蛟,吴瑞乔.老年胃肠道肿瘤病人术前营养支持治疗研究进展[J].安徽医药,2022,26(11):2182-2186.

［9］ 曹丰,王亚斌,薛万国,等.中国老年疾病临床多中心报告[J].中华老年多器官疾病杂志,2018,17(11):801-808.

［10］ Ihoresen L, Fjeldstad I, Kmgstad K, et al. Nutritional status of patients with advanced cancer:the value of using the subjective global assessment of nutritional status as a screening tool[J]. Palliat Med, 2002, 16(1):3342.

［11］ Von Meyenfeldt M. Cancer — associated malnutrition:all induction [J]. EIlr JoncolNlrs, 2005,9(2):S35-S38.

［12］ 许微微.老年直肠癌手术患者围术期营养状况调查及营养护理干预研究[J].航空航天医学杂志,2016,7(5):664-665.

［13］ 曾叔兵,罗维贵. VEGF与COPD的相关性研究进展[J].世界最新医学信息文摘,2021,21(41):123-125.

［14］ 郭全荣,陈长香.社区COPD老年人自我健康管理行为的影响因素[J].职业与健康,2016,32(10):1422-1424.

［15］ 付苗苗,黄社章.痛风患者的膳食营养防治[J].中国食物与营养,2014,20(9):87-89.

［16］ 老年常见疾病的营养防治[J].家庭服务,2017(9):40-41.

［17］ 中华医学会老年医学分会老年内分泌代谢疾病学组,中华医学会内分泌学分会甲状腺学组.中国老年人甲状腺疾病诊疗专家共识(2021)[J].中华内分泌代谢杂志,2021,37(5):399-418.

［18］ 付金蓉,关海霞.老年甲状腺结节的诊治进展[J].老年医学与保健,2021,27(4):861-864.

［19］ 冯云.甲状腺功能减退患者的饮食指导[J].医师在线,2018,8(26):43.

第六章
精神神经疾病的防治指导

第一节　老年孤独的防治指导

孤独感是空巢老人普遍存在的不良心理现象,也是更为严重的身体问题。有调查显示,老年人的所有心理问题中,因为孤独闭塞占比高达 67%。逐渐和原来的交际圈失去联系,发挥不了自己的社会价值,都可能是空巢老人从原来的岗位退下来后所面临的一些困扰。这时候子女也由于忙于自己的工作或家庭,忽视了空巢老人的感受,并没有在需要开导他们的时候多些关注,再加上空巢老人身体状况较差,很容易产生悲观情绪,因而转化为孤独感较严重的情况。空巢老人的孤独感较强已经成为影响老年生活质量的重要指标之一,因此我们应加以重视。

一、老年孤独现状

（一）空巢老人存在客观性孤独

客观性孤独是由于缺乏客观的条件,无法满足他们的情绪期望,因而产生孤独感。导致老人客观性孤独的因素包括:身体健康、家庭、兴趣爱好、经济条件和社区活动。其中家庭因素和社区活动因素对老人产生孤独感有较大影响，随着中国经济的快速发展，人民生活质量的提高以及日益完善的社会保障制度，经济条件对于空巢老人来说，已经不是最主要的威胁因素。

（二）空巢老人存在主观性孤独

主观性孤独是一种由主观因素造成的孤独，如人格特征和心理特征，这些因素可能无法满足他们的情感期望或使他们缺乏情感支持。导致老人主观性孤独的因素包括：不信任、不主动和自我否定。

空巢老人缺乏对自己的正确认识，从而导致自己的期望无法得到满足，并最终增加其孤独感，需要制定一定的活动方案来帮助空巢老人充分认识自我的优点，并逐步改善这一孤独感。

不信任和不主动对空巢老人主观性孤独的影响相对较低，这也告诉我们老人的孤独感并不是他们不愿意去和其他人交流，只是他们缺乏对自己的充分认识，不敢和他人进行交流。

二、老年孤独的原因及表现

（一）子女关怀较少

子女不仅是老年人的希望，而且也是他们年老时的精神支持。因此，子女可以陪伴父母，对空巢老人的孤独感有着很大的影响，他们会感到生活变得有色。相反，如果由于距离和时间的关系，孩子们与父母相处的时间越来越少，给老年人一个坏的暗示，那就是"孩子不在，生活也没意思"，这种消极的情绪将产生非常强烈的影响，对老年人的积极态度造成消极影响。子女大多是因为工作或学习的因素，与父母长时间不在一起，并且缺乏频繁的沟通,造成老人得到子女的关怀较少,是产生孤独情绪的重要原因之一。

（二）社区活动参与度较低

近年来,为了使老年人能够在他们熟悉的环境中得到较好的照顾,国家鼓励社区养老,而社区则承担着为老年人提供服务的更大责任。"远亲不如近邻",许多老年人长期生活在一个地方,与周围邻居都很熟悉,他们通常在一起聊天和玩牌,所以他们通常不会愿意去养老机构。如果社区能为老年人提供各种服务,让他们在家里就能享受到照顾与精神宽慰,这有利于社区里空巢老人的身心健康。对于空巢老人来说,业余生活的丰富是减少孤独感的重要方式之一。

一方面,社区活动的形式化或单一化,活动的举办大多需要才艺展示,对于一些没有才艺的空巢老人来说,无法真正融入社区活动中去;另一方面,有些空巢老人由于自己身体的原因,不方便参加社区举办的户外活动。因此,对于社区来说,举办活动既要照顾到不同情况的老年人,又要激发他们参加活动的积极性,是一件不太容易的事情,需要社区工作人员和社区内空巢老人的共同努力。

（三）自我否定

随着经济的发展和生活条件的改善,老年人不再仅仅满足于最基本的吃饱穿暖。他们最担心的是失去自尊。现实情况往往是,他们离开工作,但迟迟不能适应退休生活,无法调整自己的心态。如果他们不能及时地找到新的目标和动机,他们将会产生一种强烈的失落感和社会抛弃感,这就是人们常提到的"退休心理学"。在许多身体健康、知识水平高的老年群体中,这一现象更为明显。在与空巢老人的交流过程中了解到,有些空巢老人由于沉浸在过去的工作状态的回忆中,在退休很久之后,无法适应退休后的生活。还有的空巢老人由于自身有各种慢性疾病或者行动不太方便,从内心就排斥参加社区活动,不愿走出家门,拥有自己的社会交往圈。这会让他们对自己趋于否定,从而产生消极情绪,引发严重的孤独感。

三、老年孤独的危害与评估

随着社会的变化与发展,人们的生活方式也发生了很大的改变,与传统的家庭生活相比,现在的年轻人大多不太愿意与父母住在一块,这就导致了老年人在退休以后,脱离了原来的生活环境,与人的交往相对减少,同时与子女在一起的时间也越来越少,这样就会使他们在生活中感到无所适从,精神上也无比空虚,产生心理上的孤独感,久而久之就会导致老年人患上孤独症。

孤独症的危害主要有以下几个方面

1. 容易上当受骗　老年人在患上了孤独症以后,就很容易导致对事物缺乏有效的判断力,老年人的社交圈本来就很小,一旦长时间被困在这样的环境中,就很容易导致老年人盲目地跟从,被误导而最终上当受骗。

2. 影响到语言功能　人总是渴望与人交流的,而患有孤独症的老年人,由于长时间没有和其他人交流沟通,平时沉默少语,就会导致语言功能出现下降及倒退,导致患者反应迟钝。

3. 影响神经功能　孤独感会给老年人的心理带来很大的消极感,它让老年人陷入一种空虚可怕的环境,会对患者产生一种无形的精神压力,如果这种情况时间过长的话,就会导致老年人的神经系统受损。

4. 失去生活的信心 老年人患有孤独症的话,还会引发一定的心理障碍疾病,由于很多的老年人行动不便,子女又不在身边,很多的老年人都感觉生活没有乐趣,时常处在孤独的阴影中,从而导致患者有自杀的倾向。

四、老年孤独的应对

解决老年孤独,至少需要社会和老人自己两个层面的共同努力。

(一)通过社会工作介入缓解空巢老人孤独感

加强家庭成员之间的联系,让老年人感觉到他们对生活的热爱;开展有意义和有参与性的活动,使所有老人都能融入活动中去,并能够走出消极沉闷,发现与人互动的喜悦,缓解孤独感;帮助他人发现自己的优点,建立对生活的信心,敢于在活动中表达自己的想法;帮助实现"互助"与"自助"的目标,使其摆脱孤独感,丰富精神生活,满足自尊和成就感。

从生态系统理论角度来讲,每个人都不可能独立于系统之外,而是身处系统之中,任何人都不是独立的个体,一旦个人与系统的关系出现了偏差,那么会导致一些社会问题的出现。每个人都有自己的优势存在,空巢老人产生孤独感是因为他们不能充分发挥自己的优势、看到自己的闪光点,从而失去了自信心。应当让老人突破原有的交往方式,建立新的互动。

(1)产生孤独感是受到了家庭、社区参与度和自我认知等多重因素的影响。子女探望老人的次数较少,主要是因为多忙于工作或者和成员相隔较远。老人也很少参与社区举办的有关活动,部分老人表示愿意参加但是困于没有才艺,所以才形单影只,在这种情况下,社工可以将老人们分组,构建平台,让他们在之后的生活中也能经常联系,多走动、多沟通,从而避免由于无法参与社区活动而导致的没有集体归属感的问题。

(2)如何有效解决空巢老人产生孤独感的问题,关键在于如何帮助老人建立起互助意识。孤独感的严重,主要因为自己没有办法意识到该采取何种方式去解决现状,或者自己根本不想去解决这个问题,有着得过且过的心态。此时,社工需要帮助老人建立自信心,让有相同问题的老人之间能够找到情感的共鸣,在活动中找到和自己一样情况的人,互相帮助,共同进步。

(3)家人的情感支持也是解决问题的关键。空巢老人孤独感形成的客观因素中,子女的陪伴较少是最重要的原因。老人为子女付出了太多的心血,子女小的时候依赖父母,父母老了更多地是想依赖孩子。退休后,老人的空暇时间更多了,注意力也逐渐从原来的工作中转移到对子女的关注上,这时候需要自己找到感兴趣的事情,丰富自己的闲暇生活,有自己的交际圈,更多地关注自己。

(4)重拾信心,提高老人的自我认同感。进入老年期后,各种疾病缠身,还有行动不太方便的情况,这就更加使得老人不愿走出家门沟通交流。社工此时需要鼓励老人多参加活动,并充分挖掘老人的潜能,放大他们的优点,让老人认为自己也是有价值的,从而缓解一定的孤独感受。

(5)通过开展丰富多样的活动,从老人的自我认同、家庭支持和参与社区活动三个方面出发,利用社会工作的技巧以缓解老人的落寞感,增强其自信心,发觉老人的潜能,鼓励老人相互的交流和沟通,为他们建立起交往的平台,提高他们的晚年生活质量。

(二)老年人自身做好孤独应对

1. 明确变化,降低期望 我国的儒家思想深入人心,孝道是我们始终需要秉承的传统理念,父母抚育子女,子女赡养老人,这是我们中华民族的传统美德。但社会在发展变化,其中一个重大的家庭变化是从过去的"大家庭"转变为"核心家庭"。我们怀念以往大家庭的热闹,却又不得不适应核心家庭的新格局。如果对养老的期待仍是"儿孙绕膝",可能不得不面对更多的失望:随着核心家庭的数量增多,大多数空巢老人只有一两个子女,生活压力的增加,使得子女不得不更关注于自己的生活和家庭。大多数子女也处在"上有老、下有小"的现实中,工作与子女教育已经牵扯大部分精力,能够给父母的关注十分有限。

这就需要我们每一个人积极适应社会和环境的变化,探寻适合自己的养老及陪伴模式,如果固守难以实现的期望,只能从主观上加剧自己的孤独感。

2. 积极适应,发掘兴趣 了解社会变化后,积极适应,构建适合自己的养老及陪伴模式。发掘自身兴趣。

3. 调整心态,与自己和谐相处 当我们心情不好或者生活不顺时,常常发现身边有很多有问题的人,或许刁钻刻薄、无法相处。这个时候我们扪心自问,我们是喜欢、欣赏自己,还是常常讨厌自己的某些部分? 其实,最难相处的是自己,当我们无法与自己和谐相处时,势必无法与他人和谐相处。

老年人面临无法处理好夫妻关系、子女关系、邻里关系等问题时,与其一头扎进问题里,寻求表面的解决方式,不如试着调整心态。但我们能够与自己和谐相处时，许多人际问题也迎刃而解。

4. 积极寻求社会服务　独居老人生活现状调查结果显示，超过九成老人缺乏照料，而且内心倍感孤独。我们都知道如果子女可以多回家陪伴、照料，这样的情况会好转——怎奈多数情况下，子女并非不牵挂老人，而是困于工作和生活的压力，无法给予足够的陪伴。子女在陪伴父母时，由于情感纠葛较深，甚至老人和子女都会产生更多负面情绪。面临这样的情境，老年人及其家人可以积极寻求社会工作者及志愿者的帮助，丰富自己的老年生活。当老人面临无法排解的情绪时，也可以积极寻求心理服务，由专业的心理工作者来帮助老人更好地适应变化，寻求更高质量的老年生活。

（赵　婧）

第二节　老年人情绪变化的防治指导

一、老年人的情绪特点和表现

老人要面对体力、精力变化，同时要面临退休后社会、家庭地位的变化，在适应过程中可能会产生一系列的情绪。情绪有积极情绪和消极情绪之分，积极情绪有益身心健康，这里我们主要讨论消极情绪及其应对。

消极情绪有很多种，其根源是"剥夺感"。

人到老年，由于生理、心理的退行性变化，退休后角色地位、社会交往的变化,容易产生抑郁感、孤独感、衰老感、自卑感;同一个人在不同的时间对相同的事件看法是不一样的。人生走到晚年,就容易感叹深刻的岁月流逝、年轻不在等,加上老年人在社会地位降低、经济收入减少、健康情况下降、配偶去世等这些丧失事件中,更加容易诱发消极情绪。

(一)失落感

失落感是指一种若有所失、无所事事又无所适从的感觉。老年人由于工作环境和职位的变化,心理上会产生一种失落感,从而表现出两种情绪:有的沉默寡语,表情淡漠,情绪低落,凡事都无动于衷;有的急躁易怒,易发脾气,对周围的事物看不惯,为一点小事而发脾气。

这种问题多见于退休不久或对退休缺乏足够思想准备的老人。有的老人认为自己老了、不中用了,单位和家庭不再需要自己了,容易感到失落,沉默寡言、足不出户,从而干扰情绪,影响心理平衡,导致情绪低落、烦躁不安。这种恶劣心境如果旷日持久,会严重影响老年人的身心健康。

出现这种情绪有客观原因,即社会角色的改变。社会角色是指个人在社会和团体中所占的地位、身份。角色的改变,不仅意味着失掉了某种权利,更为重要的是丧失了原来所担当的那个角色的情感,放弃了几十年来业已形成习惯的行为模式。这种行为模式包含有他人对自己提出符合身份的希望,同时本人也得领会他人对自己怀有的希望。一个人为了当好某一个角色,必须知道所担当的角色的配套行为模式和他人对自己的期望。角色一旦改变,行为模式也随之改变。新旧角色之间会发生矛盾。离退休的老人,对新的生活规律往往不能一下子适应,这就是新旧角色的矛盾。不能简单地认为老同志退下来有不适感就是舍不得"权"。应该看到,这是因为离开了长期热爱的工作,失去了长期充当那个角色的生活模式和自己对别人以及别人对自己的期待。

退休后,老年人的主导活动和社会角色发生了改变,从工作单位转向家庭,他的社会关系和生活环境较之以前显得陌生,加上子女"离巢",过去那种热情、热闹的氛围一去不复返,对新的生活规律往往又不能很快适应,这种被冷落的心理感受便会油然而生。

（二）自卑感

有些老年人的自卑感来自社会地位的变化。他们具有丰富的学识和工作经验,退休前社会地位较高,往往可以决定单位或者本部门的各项事务,习惯了下属的毕恭毕敬,爱听恭维及顺耳的话,处事固执己见,不愿意听从别人的意见,一旦出现反对的声音,便感到自己没有面子,人老了,谁也看不起了。

有些老年人的自卑感来自家庭地位的变化。他们的家庭环境可能是"家长制"为主,习惯了孩子们听从自己的意见。一部分老人离开了工作岗位,便把注意力从单位、社会转移到家庭中,尤其是在单位习惯了发号施令的老人,对子女工作、婚姻、生活横加干涉,并因此常与子女发生矛盾。与此同时子女年龄上长,开始对自己的核心家庭有越来越多的掌控感,老人的干涉一旦不能成功,常常感到自己经验无处使用,进而产生无用感。

还有一些老年人骤然从忙碌的工作岗位上退下来,对这种清闲优哉的生活不适应,缺乏足够的思想准备,产生了强烈的自卑感和无用感。

（三）抑郁感

老年人在失落、自卑、孤独等不良情绪的影响下,加之在现实生活中遭受的挫折,不顺心、不如意之事时有发生,例如,遇到家庭内部出现矛盾和纠纷,子女在升学、就业、婚姻等方面有困难,自己的身体又日趋衰落,疾病缠身,许多老人就会变得长吁短叹、烦躁不安、情绪低落或者郁郁寡欢。这些都是抑郁的表现。

国外一项研究发现,老年期抑郁症的患病率为 8.1%～25%,有抑郁情绪但达不到抑郁症诊断标准的比例更高,伴有躯体疾病的老人中 50% 以上有抑郁心境的存在。

（四）焦虑与恐惧

角色变化、子女关系冲突、社会退缩、疾病影响、脑内神经递质的变化等因素,使老年人更易焦虑。随着身体的老化,老年人变得越发害怕生病,一方面担心生病后自己生活难以自理,给家人和晚辈带来麻烦,变成家庭的累赘;另一方面,老年人一旦生病,特别是重病,容易产生死亡焦虑以及恐惧感。

（五）情绪多变

老年人常有明显的情绪变化,往往失去自我控制,容易勃然大怒,难以平静下来,其情绪激动程度和所遭遇不顺心的事情之程度并不相对应。有时为周围环境及影视剧中有关人物的命运而悲伤或不平,迅速出现情绪高涨、低落、激动等不同程度的情绪变化,时而天真单纯,时而激动万分。

二、老年人情绪问题的应对方法

（一）转变角色,重新适应社会和家庭环境

培养一些有益于健康的爱好和生活情趣。根据自己的文化、兴趣和条件,可选择琴、棋、书、画或栽花、养鸟、钓鱼、体育锻炼等,学会品味生活,体会人生的乐趣,陶情冶志;读书、看报,写作、总结人生经验。

如:练习书法、养花、钓鱼、打太极拳等。子女要理解父母的焦虑心态,分散其注意力,帮助老人适应生活,促进老人与家庭成员之间的沟通,为老人提供社交机会。

(二)保持乐观情绪和积极向上的心理状态

拥有一个美好的心情对身体健康非常重要,保持心态平衡,善于缩小弱化烦恼,放大强化愉悦。要学会打扮自己,合理安排饮食。

要保持积极心态,客观看待衰老。首先要意识到衰老是逐步变老的过程,不是仅在老年人身上发生的事,而是延续终身的过程。老年人如要抗拒这个正常的历程,必然徒增烦恼、徒劳无功。其次要意识到衰老并不是单一的过程,包括生理、心理和社会三方面的衰老过程,三个领域的衰老过程并非完全一致。即使生理衰老了,依然可以继续保持认知能力和创造力,依然可以继续拓展社交活动和范围。老年是最富有人生经验和智慧的阶段,可以充分利用和发挥这一优势。

(三)勤学好问,科学用脑

学习一些具有新时代特征的技术,如使用电脑、手机的多种功能等。加强记忆,进行智力活动。同时,要保持与社会接触。继续保持学习、工作,建立新的社会角色身份。多做力所能及的学习、劳动或公益,并体会其中乐趣。相互多走动,多与人交流思想、抒发感情、互相安慰鼓励。保持社会接触可以帮助摆脱空虚感和孤独感,获得精神上的充实与愉快,增强老年人的自尊、自信。

（四）适当运动

一般做有氧代谢运动，如做操、打拳、慢跑等。对中老年人而言，最好的运动就是快走，下午三四点进行，每次运动在 30 分钟以上。

（五）及时就医

负面情绪难以调整时，有必要及时求助专业医师。严重的抑郁焦虑状态，不仅严重影响老年人的生活质量，还会使其自杀风险急剧升高。简单的自我调整往往难以改变，这时就需要精神心理专业人员的及时评估和干预。如果老年人出现严重的焦虑、抑郁、失眠或多疑等精神症状，可能已经罹患严重的精神心理障碍，应及时到专科医院就诊。

（赵　婧）

第三节　老年人失眠症的防治指导

一、老年人失眠现状

失眠是指长时间持续性睡眠质量不佳，患者常表述睡眠时间少，睡眠浅，精神及体力恢复不满意等，是临床常见的症状之一。由于个体差异对于睡眠的需求不同，所以不能用平均睡眠时间的统计学方法诊断失眠症。人群中失眠症发病率为 20％～40％，女性与中老年人多见，但只有少数人在察觉后会主动寻求帮助。诊断失眠症以睡眠障碍为唯一症状，主要包括入睡困难、多梦、易醒、早醒、再入睡困难等。临床分型主要为继发性失眠症、特发性失眠症和不宁腿睡眠周期性肢动及相关障碍。据统计,65 岁以上人群中,失眠症的发病率为 20%～50%,且低收入、教育程度低和丧偶等因素均可增加失眠症的发病率,女性高于男性。随着年龄的增长,中枢神经系统会发生退行性改变,老年人会出现睡眠节律紊乱和夜间片段睡眠等症状。有证据表明,失眠症会降低老年人对自身健康的评价、增加抑郁症风险,引起认知功能减退。

二、老年人失眠症病因分析

心理性失眠症:患者过分关注睡眠问题引起。任何原因导致的情绪应激均可诱发失眠症,常见于精神创伤、生活中的突发事件、患病以及生活方式突然改变等。发病机制主要是心理生理和躯体因素。心理生理性失眠:难以产生睡意的环境与睡眠相关行为的联想缺乏是导致失眠的外在因素;起始失眠,患者入睡困难,常伴有焦虑、恐惧或抑郁等情感障碍。躯体因素失眠:身体因素如头痛、关节痛与肌肉痛、心悸、气短、频繁咳嗽和咳痰、尿频,饮酒、吸毒、瘙痒、睡眠呼吸暂停综合征等因素。

临床表现常见于愈难入睡时愈想使自己睡着,愈接近睡眠时愈显得兴奋与焦虑;晨起后头脑不清醒,有程度不等的不适、焦虑、急躁、疲劳以及压抑感,注意力、警觉性、精力和食欲有不同程度的下降。

三、老年人失眠症防治方法

由于失眠的原因很多,治疗上既有共性也有不同点,明确失眠的潜在原因及病程长短有助采取针对性的治疗措施,制定符合于每一患者需要的药物及非药物治疗方案。

（一）非药物治疗

1. 纠正睡眠习惯　首先应纠正不良的睡眠习惯,包括如下内容。

（1）作息时间需规律,无论晚间何时入睡,早晨都建议按时间起床,周末和假日也尽量保持固定的上床与起床时间。

（2）睡眠的环境应安全、舒适、安静且温度适宜,避免嘈杂和亮光。

（3）如上床 20 分钟后还不能入睡,应起床待有睡意时再上床。

（4）尽量避免日间午睡。

（5）睡前 2 小时适度运动,老年人不要在睡前 2 小时剧烈运动。

（6）晚餐后不饮酒、咖啡、茶和吸烟;晚餐不宜过饱;入睡前饮用适量温牛奶。

（7）养成规律的就寝模式,如刷牙、洗脸等。

（8）睡前也可热水淋浴约 20 分钟,做按摩、静坐等放松运动。

2. 心理行为治疗　运用认知理论改变患者对睡眠和失眠的认知信念和态度偏差,改善睡眠。行为治疗是运用行为学原理帮助患者建立良好的睡眠卫生习惯,阻断失眠与卧床之间形成的条件反射,通过精神与躯体放松手段,提高睡眠效率。

（1）睡眠限制疗法,通过缩短卧床时间(但不少于 5 小时),增强对睡眠的渴望和提高睡眠效率。

（2）刺激控制疗法,包括:① 只在有睡意时上床。② 不在床上做睡眠以外的事情。③ 如卧床 20 分钟后仍无法入睡,起床去做一些单调乏味的事情,直至产生睡意时再回卧室。④ 如仍不能入睡或半夜醒来 10 分钟后不能入睡,再重复③。⑤ 无论一夜睡多少时间,早上都定时起床。⑥ 日间不午睡或打瞌睡。

3. 其他治疗方法　运用现代化康复医疗及传统医疗治疗、改善失眠症症状。

(1)康复物理治疗方法:如光疗、中频刺激、磁疗、手法放松等。

(2)运动管理法:体育运动锻炼可以增强人的体质,改善人体各个脏腑组织器官的功能,失眠者只要选择合适的运动项目,并且长期坚持锻炼,就一定能够克服失眠顽症,恢复健康身体。

(3)声音疗法:这是目前比较受年轻人喜爱方式之一。特定声音能帮助人停止那些心里乱七八糟的想法,尤以白噪声、催眠曲之类效果最佳,例如:下雨声、风刮过麦地的唰唰声、鸽子的咕咕声等,去感受自然之美和人生的宁静,让身心安静下来。

(二)药物治疗

作为失眠症患者的短程辅助性疗法,消除对失眠的恐惧和焦虑。了解失眠原因,在医师的建议下使用适当的治疗失眠症药物,注意药物的配伍禁忌,确保使用药物的有效性和安全性。

1. 入睡困难　选用入睡诱导较快的药物,主要是短效镇静催眠药物,如唑吡坦、三唑仑、佐匹克隆等。

2. 夜间易醒　选择中效或长效的镇静催眠药物,如艾司唑仑、羟基西泮、硝西泮等。

3. 早醒抑郁　在治疗原发病的同时可使用中、长效的药物,如地西泮、艾司唑仑等。

（三）中医治疗

1. 中成药 ① 天王补心丹,每次 1 丸,每日 2 次。适用于心阴不足,心肾不交所致失眠。② 朱砂安神丸,每次 1 丸,每日 2 次,不宜久服。适用于心血不足,心火亢盛,心肾不交所致失眠。③ 柏子养心丸,每次 6 g,每日 2 次。适用于心脾两虚失眠。

2. 单方验方 酸枣仁 15 g,炒香,捣为末,每晚临睡前服,温开水或竹叶煎汤调服。

3. 按摩 每晚睡前温水泡脚 30 分钟,揉双侧涌泉穴各 36 次。

（四）预防调护

（1）本病证主因心神失舍所致。应注意消除患者顾虑和紧张情绪,劝其解除烦恼,使其树立信心配合治疗。

（2）积极帮助患者寻找失眠的相关因素,祛除不良影响,养成豁达乐观的生活态度。

（3）养成良好的生活习惯。早睡早起,按时作息,睡前宽衣解带。不吸烟,不饮浓茶、咖啡及酒等,不吃零食。

（周麟妍）

第四节　老年人记忆力减退的防治指导

一、老年人记忆力减退现状

我们常常听到身边的朋友,尤其是老年朋友抱怨,记忆力是越来越差了,出了家门就在想,门锁没锁,燃气阀关没关,拿着手机找手机,看到熟人想打个招呼吧,名字就在嘴边,就是说不出来。相信我们也有很多人在电视上看到过好心人帮助走失老人找家人的新闻。多年前,在电视上看到过一档记录真实老年人生活的节目,有一位老人,曾经在一段时间内在同一家超市门口"丢"了多台自行车,后来有一次老人找不到回家的路了,才引起家人的怀疑,家人到超市门口,发现老人的自行车都在,是老人自己忘记了骑自行车的事,家人问起来,老人自认为是自行车丢了。有人说,这是年龄大了,自然现象。有人说,这是病,赶紧到医院看一看吧。实际上,大家说的都有一定道理。下面我们就来聊聊关于记忆那些事。

（一）记忆

记忆是人脑通过对经历过的事物的识记、保持、再认和重现(回忆)等方式,在人们的头脑中积累和保存个体经验的心理过程。运用信息加工的术语表述,记忆就是人脑对外界信息的编码、存贮和提取的过程。最近的研究表明,记忆是一种积极能动的心理活动,人不仅有选择地摄入外界信息,而且进入人脑中的信息也不是静止的,而是在编码、加工和贮存;输入到脑海中的信息只有经过编码才能记住,只有将输入的信息汇入已有知识结构时,才能在头脑中巩固下来。记忆包括记和忆,记又包括识记和保持,忆又包括再认和回忆。

（二）记忆力减退

记忆障碍分遗忘和记忆错误。记忆力减退在医学上的定义主要指遗忘。遗忘是指对识记过的材料和情节不能再认和回忆,或表现为错误地再认或回忆。临床上分为心因性遗忘和器质性遗忘。器质性遗忘在临床上有逆行性遗忘、顺行性遗忘、近事遗忘、远事遗忘、遗忘综合征。器质性疾病引起的遗忘,常常是近事遗忘甚于远事遗忘。

（三）记忆力减退的机制

目前尚不完全清楚。现在已经明确一些脑区参加学习记忆活动,例如大脑皮层联络区、海马及其邻近组织、杏仁核、丘脑、脑干网络结构等。当这些处理记忆的重要脑区受损时,就可能引起相应的记忆力减退。

二、老年人记忆力减退原因分析

（一）与年龄相关的良性老年性遗忘

主要是由于生理性的大脑衰老导致的。这类老年人常自行意识到记忆力减退,例如出了家门就忘了门到底锁没锁、煤气阀关没关等,通常遗忘一些近期发生的事情,但判断、思维、社会功能均正常,没有神经系统损害的症状及体征,一般不会进展为痴呆。

（二）疾病因素

1. 神经系统变性疾病

（1）阿尔茨海默病（AD）：易发于老年和老年前期,是以进行性认知功能障碍和行为异常为特征的中枢神经系统退行性病变。临床上表现为记忆力障碍、失认、失用、失语、视空间能力损害、抽象思维和计算力损害、人格和行为改变等。AD临床表现分为痴呆前阶段和痴呆阶段,痴呆前阶段可能没有认知障碍的表现,或仅有极轻微的记忆力减退。约占老年期痴呆的50%～70%。AD病程为5～10年,少数患者可超过10年或更长。

（2）路易体痴呆（DLB）：发病年龄在50～85岁,男女比例4：1,是一种神经系统变性疾病,临床表现主要有3个核心症状：波动性认知障碍，视幻觉，帕金森综合征。早期可能没有记忆受损，随着病情进展，记忆力损害越来越明显。有综述显示，65 岁以上老人患病人数大概占痴呆人数的 0%～30.5%。预后不佳，寿命预期 5～7 年，较 AD 短。

（3）额颞叶痴呆（FTD）：额颞叶变性（FTLD）是进行性额叶和（或）颞叶萎缩为共同特征的一组疾病，而 FTD 则是与 FTLD 相关的一组临床综合征，发病年龄在 45～70 岁，多数在 65 岁前发病，无明显性别差异。临床常分为行为异常型和原发性进行性失语型，前者可能 40% 有家族史。原发性进行性失语型包括进行性非流利性失语（PNFA）和语义性痴呆（SD）两种类型。PNFA 多在 60 岁缓慢起病，表现为对话能力下降，找词困难，语音和语法错误。不愿意交谈，变得缄默不语。阅读、写作困难，但理解力相对保留，日常生活能力保留。SD 患者语言流利、语法正确，但是不能理解单词含义，语言不能被其他人理解，丧失物品常识，可能伴有不同程度面孔失认，命名性失语是特异性表现。预后较差，病程 3～10 年，SD 患者存活期长于 PNFA 患者。

（4）还有一些神经系统变性疾病，也可能伴有记忆力减退情况，例如帕金森病合并痴呆，亨廷顿病，进行性核上性麻痹等。

2. 非神经系统变性疾病

（1）血管性痴呆：是继阿尔茨海默病后最常见的痴呆原因。常突然起病，波动性进展，除记忆力减退外，常伴有肢体活动障碍、意识障碍、认知障碍等，结合影像学等检查有助于鉴别。

（2）其他如脑肿瘤、颅脑外伤、颅内感染、贫血、肝性脑病、肾性脑病，甲状腺功能异常等，在原发病症状基础上都可能伴有记忆力减退或障碍，或可能以记忆力减退为主要症状或首发症状。

（3）精神疾病：如抑郁、焦虑及其他精神类疾病，会发生记忆力减退。

（三）药物因素

某些抗抑郁药物、抗精神病类药物、抗癫痫药物可能会引起或加重记忆力减退。

（四）生活方式

如酗酒、熬夜、工作压力大、应激性刺激等，都有可能导致记忆力减退。

三、老年人记忆力减退防治方法

（一）一级预防，又称病因预防

一级预防是指在疾病尚未发生时，针对疾病的致病因素或者危险因素采取的措施，是积极预防疾病的根本措施。例如我们现在已知血管性痴呆、阿尔茨海默病等，其危险因素可能包括高血压、糖尿病、血脂异常、超重或肥胖、吸烟及有害饮酒、失眠等，所以控制这些危险因素就是这些疾病的一级预防，对于预防或减少这些疾病引起的记忆力减退尤为重要。

1. 高血压管理　在社区全科医生或专科医生指导下，通过生活方式干预、药物降压等，控制血压。降压药物应用原则：小剂量起始，优先选择长效制剂，联合用药，个体化用药。降压药物包括利尿剂、钙离子拮抗剂（地平类）、血管紧张素转换酶抑制剂（普利类）、血管紧张素Ⅱ受体拮抗剂（沙坦类）、β受体阻滞剂（美托洛尔等）、α受体阻滞剂等。

2. 糖尿病管理　糖尿病治疗是综合性治疗，临床通常总结为"五架马车"，缺一不可，包括饮食治疗、运动治疗、糖尿病药物治疗、血糖监测和健康教育。

3. 血脂异常管理 在社区医生指导下进行饮食及运动治疗,必要时选择调脂药物等。

4. 体重管理 尽量控制在标准体重。

5. 戒烟限酒,日常休闲活动干预 日常休闲活动包括智力活动、体力活动和社交活动。近年研究表明,体力活动可改善脑灌注,促进神经元发生和突触形成,减少神经元丢失,能有效延缓记忆力减退的发生、发展。体育锻炼及保持有效社交活动有助于增强记忆力。

6. 营养干预 饮食因素可能直接或通过其在其他危险因素中的作用间接参与到记忆力减退的发展中,健康饮食可能具有预防和治疗的双重作用。推荐"地中海饮食",即主要摄入鱼类、水果、蔬菜、五谷杂粮、富含多不饱和脂肪酸的橄榄油,已经证明"地中海饮食"可以降低阿尔茨海默病的发病风险,并且推荐在阿尔茨海默病的痴呆前期食用。

(二)二级预防,又称"三早"预防或临床前期预防

二级预防是指在疾病的临床前期做好早期发现、早期诊断、早期治疗,为防止或者延缓疾病的发展而采取的措施。

1. 判断原因 患者发生不明原因的记忆力减退,首先应该判断原因。这必须由专业人士来完成,需要到医疗机构就诊。通常情况下,首选神经内科就诊。

2. 相关检查 根据临床表现,进行体格检查及相应的实验室检查,如血常规、肝肾功能、甲状腺功能、血糖、叶酸、维生素B_{12}等,影像学检查如 CT、核磁共振、PET 等,以及电生理检查、认知功能测定等来完成鉴别诊断、明确诊断。

3. 根据诊断进行相应治疗

（1）一般性治疗：包括生活护理，营养治疗等。

（2）药物治疗。

1）阿尔茨海默病：改善认知症状的药物，胆碱酯酶抑制剂，如多奈哌齐、卡巴拉汀、加兰他敏和石杉碱甲，是目前治疗轻、中度阿尔茨海默病的一线用药。

兴奋性氨基酸受体拮抗剂，如美金刚，用于治疗中重度患者。美金刚也可与多奈哌齐、卡巴拉汀联合使用，治疗中重度患者。

2）血管性痴呆：改善认知症状的药物，兴奋性氨基酸受体拮抗剂，可用于治疗血管性痴呆。

3）路易体痴呆、帕金森病痴呆：改善认知症状的药物胆碱酯酶抑制剂，兴奋性氨基酸受体拮抗剂也可用于此类疾病。如精神症状严重，可考虑使用苯二氮䓬类抗精神病药物。

4）额颞叶痴呆：没有有效的治疗方法，以对症治疗为主。

5）感染性疾病：主要针对病因治疗，即治疗原发病。

6）其他：对于维生素 B_{12} 缺乏或叶酸缺乏的患者，可以通过补充维生素 B_{12} 及叶酸纠正记忆障碍。对于甲状腺功能减退引起的记忆力减退可以补充甲状腺素治疗。对于肝性脑病及肾性脑病等引起的记忆障碍，需要针对原发病治疗。药物引起的记忆减退应减量或停用相应药物等。

（三）三级预防，又称发病后期预防

三级预防是指在疾病的临床期，针对患者采取积极的治疗措施，及时有效地防止病情恶化，预防并发症和残疾。需要做好以下几点。

（1）出门时佩戴标有患者姓名、所患疾病、家人联系方式、地址等个人信息的腕带或其他明显的标牌,以防意外情况发生时,能及时联系家人或紧急救治。

(2) 给予患者更多的关爱、尊重、陪伴,有助于稳定情绪,延缓记忆力减退的发生。

(3) 如有必要,需要有经过培训的看护者给予生活上的照顾。以免造成进一步的伤害,如走失、摔倒、骨折、烫伤、褥疮、吸入性肺炎、泌尿系统感染等。此类疾病的很多患者由于营养不良、褥疮、肺部感染等并发症死亡。

(李　辉)

参考文献

[1] 李克."空巢"离爱巢有多远[J].人民论坛,2004(10):24-26.

[2] 刘斌志,叶欢欢.我国老年社会工作研究的回顾与前瞻[J].老龄科学研究,2023,11(5):27-39.

[3] 王跃聪,李莎莎,倪莺媛,等.老年人孤独感的评估工具及现状研究进展[J].职业与健康,2022,38(21):3006-3010,3015.

[4] 郭娓娓,王有智. 城市老人孤独感现状及其影响因素[J].中国健康心理学杂志,2013,21(9):1358-1360.

[5] 雷鸣,张磊磊. 社会工作视角下老年人的精神赡养[J].中国商界,2010(4):347-348.

[6] 何朝霞,王春丽.正性情绪疗法在老年抑郁症患者中的应用[J].心理月刊,2022(21):145-147.

[7] 艾迪娜·艾斯克尔,聂婧,林翔,等.社区老人主观认知下降与情绪状态的相关分析[J].老年医学与保健,2022,28(5):978-982.

[8] 严丹君,俞爱月.老年人焦虑、抑郁和生活满意度及相关性[J].中国老年学杂志,2011,31(10):1847-1848.

[9] 苏亮,蔡亦蕴,施慎逊,等.中国老年焦虑障碍患病率 Meta 分析[J].临床精神医学杂志,2011,21(2):87-90.

[10] 隆春玲,贺美玲,李占江,等.认知行为取向小组干预对空巢老人非理性信念影响的研究[J].护理管理杂志,2018,18(2)：125-127.

[11] 吴江,贾建平.神经病学[M].3 版.北京：人民卫生出版社,2015.

[12] 王庭槐.生理学[M].9 版.北京：人民卫生出版社,2018.

[13] 葛均波,徐永建.内科学[M].8 版.北京：人民卫生出版社,2013.

[14] 贾建平.中国痴呆与认知障碍诊治指南(2015 年版)[M].北京：人民卫生出版社,2016.

[15] 李凌江,陆林.精神病学[M].3 版.北京：人民卫生出版社,2015.

[16] 邹学良.认知行为疗法合并药物治疗老年抑郁症的效果[J].实用临床医学,2022,23(4)：7-10,101.

[17] 徐淼,潘霄.老年失眠症心理治疗疗效的系统评价[J].中国老年学杂志,2012,32(2)：278-281.

[18] 王鲁宁.注意老年失眠症的药物治疗安全[J].解放军保健医学杂志,2006,8(2)：75-77.